AF741988

CORPS ET HANDICAP

Éthique et pratique médicale
fondée par Richard Moreau
Collection dirigée par Roger Teyssou

La collection « Éthique et pratique médicale » est une tribune qui permet à tous les acteurs du monde de la santé, professionnels, enseignants, administrateurs, économistes et patients d'exposer leurs opinions, de décrire leur expérience et de proposer des solutions aux problèmes posés par une profession en pleine mutation, et ce en toute indépendance et en conformité avec la déontologie et les bonnes pratiques médicales.

Dernières parutions

Jeannot BAANITSE, *Soins palliatifs en RD Congo et en Afrique. Appel à la promotion et l'intégration,* 2021.
François MATH, *La recherche médicale française. Hier on la trouvait, aujourd'hui on la cherche,* 2021.
Jacques MORNAT, *Choix et médecine*, 2021.
Philippe VIARD, *On n'est jamais assez vieux pour faire un mort, Repenser les soins pour les personnes dans les services de longue durée*, 2021.
Justine DIEHL, *Vaccins, Entre méfiance et adhésion*, 2021.
Jean-Yves DE LA CAFFINIÈRE, *50 ans de pratique chirurgicale. Pensées parallèles,* 2021.
David LERICHE, *Equilibre et motricité chez les personnes âgées, la liaison œil-pied*, 2020.
Bernard JURTH, *Vivre mieux à tout âge grâce à l'ostéopathie, Suivi de Journal d'un voyage aux sources de l'ostéopathie,* 2020.
Claire GRAND, *Les maladies expliquées aux enfants. Microbes et compagnie,* 2020.
Khadija Chahraoui & Antoine Bioy, *Corps et Traumatismes Théories et sens de la maladie*, 2018.
Jean-Yves DE LA CAFFINIÈRE, *La prise de décision médicale, Un art ou une science ?, Essai*, 2019.
Élodie PETITJEAN et Olivier PETITJEAN (dir.), *Histoire de la relation médecin-malade. Analyse autour des concepts d'information, de consentement et d'autonomie du patient*, 2018.

Joachen Banindjel

Corps et handicap

Théorie et pratique

L'Harmattan

5-7, rue de l'École-Polytechnique, 75005 Paris

http://www.editions-harmattan.fr

ISBN : 978-2-343-23658-2
EAN : 9782343236582

SOMMAIRE

Pour

Brigitte Mafo Tedongmo, Maria Shekhina Ngo Banindjel, Eliaqim Banindjel, Néfertiti Ntamag, Lionel Banindjel, Helena Ngo Banindjel, Pulchérie Ngo Mbobi, Marcelle Saha

en reconnaissance……

AVANT PROPOS

Ce livre tente d'aborder la notion du corps dans toutes ses dimensions. Nous avons remarqué qu'il est impossible de parler du handicap sans s'intéresser au corps. Cette réalité est donc incontournable lorsqu'on s'intéresse aux handicaps mentaux, aux handicaps physiques et sensoriels ainsi qu'aux handicaps sociaux. La manière de se représenter son corps génère des manifestations psychopathologiques susceptibles de conduire le sujet à avoir des comportements qui ne cadrent pas avec la réalité sociale.

Dans la pratique thérapeutique, le corps n'est pas facile à aborder. Il existe des *corps compliqués* et des corps qui nécessitent au préalable une bonne saisie de toutes les dimensions de l'être humain. Le sujet embrasse les domaines variés : la psychopathologie, l'handicapologie, l'éducation spécialisée, la psychomotricité, la sociologie, l'anthropologie etc.

L'ouvrage comporte deux parties : la première aborde les perspectives théoriques du corps recensées dans la littérature ainsi qu'une approche définitionnelle du handicap. Cette perspective nous permet de comprendre les données anthropologiques et psychopathologiques du corps. Ces recherches nous donnent d'analyser le concept du corps, sans oublier les notions de schéma corporel et d'image du corps telles qu'elles sont abordées dans la littérature scientifique. Par ailleurs, la conception du corps et de la personnalité en Afrique ainsi que les dimensions paradigmatiques du composé humain y sont aussi abordées. La deuxième, quant à elle, met l'accent sur les techniques de prise en charge du corps à partir des expériences sur des personnes handicapées et/ou en situation de handicap.

Nous estimons que dans une société où chacun (qu'on soit handicapé ou pas) peut faire de son corps ce qu'il veut, on peut s'attendre à des particularités cliniques telles que l'interprétation culturelle du corps ou leurs différentes approches thérapeutiques et même paradigmatiques. Nous avons rencontré dans nos activités cliniques des cas particuliers sous des aspects parfois inhabituels, des cas que nous n'avons pu oublier : nous les avons présentés sous forme de vignettes anecdotiques brèves.

Dans le cadre des approches thérapeutiques ou de la prise en charge du corps, si cette réalité ne semble poser aucun problème, il n'en va pas de même pour les techniques du corps ; toute technique s'appuie sur un concept, une théorie, un paradigme. Elle renvoie, à ce sujet, à la notion de culture. Nous nous sommes longuement appuyé sur des analyses théoriques des psychopathologies occidentales et africaines. Dans cette perspective, la psychopathologie africaine nous permet d'aborder des réalités cliniques susceptibles de déterminer les rapports dynamiques qui existent entre le corps et les phénomènes dits paranormaux.

Le contexte du handicap physique présentifie le corps sous une « nature inachevée ». C'est la raison pour laquelle l'une des fonctions de l'image corporelle peut consister à fournir à l'individu un sentiment d'existence propre dans le temps et dans l'espace. Sa rigidité constitue et conserve une défense contre le changement, la dévalorisation et les agressions. Cette rigidité agit comme cadre ou norme de référence qui influence la capacité de l'individu à se percevoir, à agir, à mesurer sa continuité dans la vie et à identifier sa maîtrise au monde. Dans les rapports interpersonnels, elle exprime la personnalité d'un individu ; elle définit et situe ses exigences et ses limites.

Ce travail de réflexion devra donc se poursuivre pendant longtemps, car nous pensons que c'est à partir du corps que tous les aspects de l'être et de la personnalité humaine peuvent être explorés. Ce travail constitue un reflet de plusieurs années d'expériences en psychopathologie clinique et en handicapologie. Il a surtout valeur de référence heuristique et, si sa portée scientifique peut sembler limitée, il n'en demeure pas moins le témoignage écrit de l'un des grands acteurs de la psychopathologie africaine et de l'Éducation spécialisée au Cameroun et même en Afrique. Par soucis de concision et de clarté, beaucoup de ces éléments seront expressément omis.

PRÉFACE

C'est avec un grand respect pour la pratique clinique en particulier que je préface cet ouvrage de Joachen Banindjel consacré aux problématiques du corps et du handicap. À titre de rappel, le corps a toujours été de ce qui est pris en considération dans la psychologie dynamique africaine et ce, de l'Antiquité pharaonique à nos jours. Du point de vue ontologique, il s'agit d'une instance du composé trichotomique du composé humain, Ibrahim Sow dont Adoum Mbaïsso fut le disciple aurait dit *personne/personnalité*.

Dans une perspective kamyt par définition pluraliste, le corps n'est pas ce « soma » terme grec absolument dérivable de « sma » égyptien, mais la présentification matérielle et manifeste du sujet. Celui-ci se dit absolument en ses trois instances comme « ka », « ba » et « sad », autrement comme « ax », « sanif » et « ha_t », c'est-à-dire comme « psukhê » (grec)< « pa-sax », comme « soma » ou porteur de sang (« sanif ») et de corps biologique et mortel. Et c'est ici qu'on citera Obenga (1990) en contribution efficace : « Forces matérielles et spirituelles, imbriquées, forment l'être humain : le corps 'khet', avec ses organes et ses instincts ; le 'ka' force vitale, qui fait subsister le corps, conçu comme une sorte de double astral spécifique de l'individu, exprimant l'essence de l''égo' ; le 'ba' principe d'origine divine que l'art figuré représente comme un oiseau androcéphale, tenant dans ses serres le symbole de vie 'ankh', se superposait au 'khet' et au 'ka'. La synthèse humaine, de l'organique, du mental, du spirituel et du divin, fait que les Egyptiens ne reconnaissaient aucunement dans la maladie le châtiment du péché. La maladie n'est pas ici l'expression d'un désordre moral et personnel, mais le reflet dans la matière de la lutte que se livrent dans l'univers les forces salutaires et les forces nocives » (p. 320).

Le pluralisme kamyt du composé humain permet ainsi une relecture dans les perspectives toutes aussi habituelles à l'intelligence du traditionaliste que le corporel et le psychique comme on dit depuis la colonisation occidentale. Cela permet de revenir sur cette approche phénoménologique de la psychiatrie dynamique africaine qui aide à penser le corps comme investissement du sujet. Car le corps est toujours celui porté et investi par une personne. Cela explique qu'il soit un corps propre. Il est donc de valeur pour le sujet et investi de valeurs par ce dernier.

Joachen Banindjel, qui en est à son premier ouvrage de psychopathologie clinique et de handicapologie, a le mérite d'avoir retenu ces suggestions millénaires. Pour lui, la personne n'a de sens et de valeur que parce qu'il a un corps. Celui-ci se meut dans le temps et dans l'espace, il peut subir des changements tout au long de la vie et s'adapter à de nouvelles situations, tant personnelles que professionnelles. Lorsque le sujet ne parvient pas à maitriser son corps et à s'adapter à son environnement, il se rend compte qu'il est différent des autres et commence à se poser des questions sur la nature de son corps ; d'où la question du handicap. Il est donc nécessaire pour tout spécialiste qui veut tenir un discours intelligible sur l'homme, de bien s'informer sur la notion du corps.

Le corps propre doit alors être compris ici comme un évènement psychologique et narcissique majeur. Il détermine des réponses attitudinales, justifie des réponses et comportements à forme corporelle et handicapante qui montrent la tendance, plus ou moins forte et présente chez un sujet, à fonctionner selon des registres susceptibles de faciliter des régressions partielles ou totales. Comme l'a annoncé la psychanalyse, celles-ci peuvent revêtir un sens en rapport avec les vécus et les histoires de vie du sujet.

Pour l'auteur du présent ouvrage, la connaissance des notions de corps et de handicap permet à l'individu de s'interroger sur la nature de l'Être et la problématique de la différence, afin de donner du sens à la perception qu'il a de lui-même et aux différentes parties de son corps. Dès lors, les notions de schéma corporel et d'image du corps méritent une attention particulière aussi bien dans le contexte occidental que celui africain.

Les problématiques du corps et du handicap dans cet ouvrage, se divisent en six chapitres. Outre les approches définitionnelles de ces deux notions et leurs perspectives théoriques dans les deux contextes suscités, l'intérêt de l'auteur s'est focalisé dans la partie pratique, sur les processus de prise en charge en situations cliniques éducatives et qui intègrent les troubles du schéma corporel chez les enfants dysgraphiques, les troubles de la perception du corps chez l'enfant hyperactif, l'altération de l'image du corps et les atteintes corporelles chez la personne âgée amputée. Il a été question pour l'auteur de tenter d'apporter quelques réponses à trois interrogations :

a) Comment aider l'enfant hyperactif à maitriser son corps afin de se discipliner et s'engager définitivement vers l'autonomie intellectuelle ?
b) Quelles stratégies utiliser pour permettre à un sujet dysgraphique à parvenir à écrire à travers la maîtrise du schéma corporel ?
c) Comment permettre à une personne amputée à se familiariser de ses perceptions proprioceptives, intéroceptives et extéroceptives sans se préoccuper du membre fantôme ?

Enfin une qualité essentielle du livre : son caractère transversal et pluridisciplinaire. C'est à la manœuvre que Joachen Banindjel convie son lecteur à une érudition ample et profonde. Les questions abordées tout au long de l'ouvrage font appel à différentes sources. Elles émargent aux champs de la psychopathologie comme connaissance du trouble psychique et des productions morbides, de la clinique comme engagement de prise en charge thérapeutique ici, et éducative là, de l'handicapologie pensée dans l'univers yaoundéen selon trois temps forts qui sont les handicaps mentaux, psychiques et les habiletés mentales, les handicaps physiques et instrumentaux, et les handicaps sociaux. À l'occasion, il est fait référence à la psychopédagogie, à la philosophie ... et enfin à l'histoire des civilisations kamyt antiques appelées par beaucoup « Egyptologie ».

Je ne peux donc plus que souhaiter bon vent à celui qui s'aventure à la lecture de ***Corps et handicaps : Théorie et pratique***.

MAYI Marc Bruno
Département de l'Éducation Spécialisée
Faculté des Sciences de l'Éducation,
Université de Yaoundé 1 (Cameroun)

INTRODUCTION

Depuis des lustres, le corps humain est sujet de plusieurs études dans l'optique de pouvoir le soigner, comprendre son fonctionnement, sa constitution, son interrelation avec lui-même et avec autrui dans l'espace et dans le temps. Le corps représente une entité fondamentale dans la vie de l'homme. Cette infrastructure biologique donne une dimension humaine à chaque être dans sa manière de se différencier des autres êtres vivants. La vie de l'homme n'a de sens que parce qu'il a un corps, lequel l'aide à agir et à effectuer tous les mouvements favorables à son épanouissement aussi bien sur le plan physique que sur les dimensions psychologique, sociologique et anthropologique.

Sur le plan thérapeutique, c'est sur le corps que se déroulent tous les actes qui s'y réfèrent : chirurgie, massage, scarification, soins divers, etc. Dans ce sens, le corps permet de montrer à l'être humain qu'il est le matériel indispensable qu'il faut non seulement maîtriser, mais dont il faut aussi connaître les mécanismes de fonctionnement, afin de l'actualiser chaque fois que la nécessité s'impose. Le corps se présente donc comme un instrument indispensable dans le cadre thérapeutique.

Mais pour avoir un corps bien constitué, chaque être humain passe par un certain nombre d'étapes, lesquelles lui permettront de se distinguer des autres êtres vivants :

- **Sur le plan biologique**, la période de gestation depuis la fécondation jusqu'à la naissance dure environ 266 jours. C'est au sixième jour après la fécondation que l'embryon s'implante dans la paroi utérine, et à partir de ce moment, l'embryon pourra interagir avec l'utérus. Pendant la grossesse, le fœtus va être à l'abri d'une multitude d'enveloppes : le liquide amniotique, le placenta, l'utérus ainsi que le corps de sa mère. C'est donc pendant la grossesse, au moment où il est le plus fragile que le fœtus est le plus contenu et protégé. La vie du fœtus est alors sous la dépendance du placenta, un organe formé de constituants maternels et fœtaux. C'est l'organe de communication physique entre la mère et son enfant. C'est au travers de lui que les gaz respiratoires, les éléments nutritifs, les anticorps et les déchets sont échangés entre le sang maternel et celui du fœtus. Pendant cette période, le fœtus est maintenu au chaud, dans une position rassemblée, à l'abri de tout manque et de toute frustration. Le fœtus est aussi porté psychiquement puisqu'à peine conçu, il va activer les interactions fantasmatiques, entre les parents et leur enfant imaginaire. À la naissance, le corps du bébé va donc se développer au contact des interactions entre la mère et les autres membres qui constituent l'entourage de l'enfant.

- **Sur le plan socioculturel,** chaque société a sa conception de l'homme en général et de ses composantes en particulier. Le débat sur le dualisme initié par les philosophes occidentaux (Socrate, Platon, Aristote, Descartes), ne cadre pas avec les réalités africaines. En effet, les travaux de Hebga (1998) ont remis en cause la conception dualiste de l'homme pour mettre un accent sur l'approche pluraliste. La situation du corps dans le débat dualisme-pluralisme est vécue selon la sensibilité de chacun et l'angle d'analyse du contexte dans lequel on se trouve. La saisie la mieux articulée peut être faite lorsqu'on observe la situation des personnes handicapées et/ou en situation de handicap. Cette question sera bien examinée dans la suite de ce travail.

- **Sur le plan psychopathologique,** les problématiques du schéma corporel et de l'image du corps sont sans doute, l'enjeu majeur autour duquel seront examinés les principaux acquis de ce travail. Car l'équilibre psychosomatique de l'être humain passe nécessairement par la bonne connaissance de soi et le vécu de soi. Cette disposition rassure le sujet, au point de rendre dynamique la base de sécurité de l'être humain, avec les aspects liés au mental, à la mentalisation et à la symbolisation, etc. C'est ainsi qu'il faut considérer que lorsqu'une personne en situation de handicap dessine une représentation humaine, le dessin peut refléter aussi, dans une certaine mesure, l'image que cette personne a de son corps. Et s'il est vrai que le dessin est le résultat de la connaissance acquise, il nous offre, au-delà des aspects purement formels, un contenu inconscient d'une grande richesse. Dans ses différentes approches, en termes de recherches et de clinique, le spécialiste en psychopathologie clinique peut avoir, à ce niveau, une base d'analyse dans sa tentative de comprendre des aspects psychopathologiques relevant du comportement de l'homme en général ou de l'étude de la maladie mentale en particulier.

À cet effet, la manière dont on se représente le corps, l'accepte ou le traite peut générer envers le patient et/ou le thérapeute des processus transférentiels, des conduites et comportements psychopathologiques. D'où le lien avec des notions comme le schéma corporel, l'image du corps et bien d'autres encore. Cette réalité du corps que nous portons et qui parfois nous échappe, s'actualise dans le corps de la personne handicapée.

En fait, la personne handicapée est celle dont le corps présente quelques déficiences (mentale, physique, sensorielle) la rendant ainsi fragile dans son être. Le corps d'une personne handicapée et/ou en situation de handicap est donc fragile. Cette fragilité s'exprime aussi dans sa personnalité et dans sa manière de se présenter aux autres. Ceci se démontre dans les troubles psychopathologiques qui renvoient à une *souffrance psychique* liée à une fragilité dans le fait de pouvoir se considérer comme un sujet « incomplet, voire inachevé » et qui ne peut donc suffisamment s'affirmer dans son identité et dans ses relations avec les autres.

Ce livre s'adresse aux chercheurs en sciences humaines et surtout aux étudiants en handicapologie, en éducation spécialisée et en psychologie, aux chercheurs, aux psychologues et aux professionnels œuvrant auprès des personnes atteintes ou non de handicap, etc. Il présente des analyses sur les notions de corps, de personnalité, de handicap ainsi qu'une variété d'études de cas, chacune détaillant une problématique psychologique, psychopathologique et handicapologique avec des apports théoriques et méthodologiques dans différentes épistémologies et dans le domaine de la psychopathologie clinique tout en ouvrant sur la prise en charge et les recommandations pratiques concrètes.

L'exercice professionnel du psychopathologue clinicien et ses missions varient face à la pluralité des publics rassemblés sous plusieurs aspects parmi lesquels, le handicap. Qu'il soit mental, physique, sensoriel ou polyhandicap, la diversité des situations de handicap appelle des réponses différentes, des pratiques innovantes et créatrices à travers les différents chapitres de cet ouvrage.

Dans le premier chapitre, nous décrirons les éléments du corps tels qu'ils apparaissent sous les yeux, ainsi que certaines considérations et généralités sur le handicap. Dans ce sens, nous allons mettre un accent sur certaines expériences destinées à modifier le corps sans oublier le rapport du corps à la culture. Nous parlerons aussi des définitions et catégories liées à la notion de handicap.

Dans le deuxième chapitre, nous nous intéresserons aux notions d'image du corps et du schéma corporel. Il s'agit des notions importantes qui nous permettent d'apprécier et de parcourir les différentes approches qui, du point de vue psychopathologique rendent compte du corps, et contribuent à cerner l'individu dans son vécu et dans ses différentes représentations.

Dans le troisième chapitre, l'intérêt se portera sur la corporéité africaine et la conception de la personnalité. En fait, ce chapitre permet de montrer que la personnalité du sujet est issue de la structuration des instances qui la composent et au rang desquelles se trouve le corps. En réalité, nous ne pouvions pas parler du corps sans évoquer la personne/personnalité. La coprésence des différentes instances de la personne/personnalité donne un sens et permet de bien comprendre les phénomènes paranormaux dont le corps est l'un des acteurs majeurs. Il s'agit aussi dans ce chapitre d'un essai de compréhension des paradigmes africains en ce qui concerne les différentes approches de l'Homme.

Dans le quatrième chapitre, nous développerons au travers de deux vignettes cliniques rencontrées dans un centre d'accueil d'enfants vulnérables à Douala, une compréhension de l'impact du jeu dans le vécu corporel des enfants dysgraphiques. Le trouble de l'écriture diagnostiqué chez ces enfants les prédispose aux troubles du tonus, de la latéralité et du schéma corporel. L'enjeu ici est donc d'aider ces enfants à organiser et à coordonner leur écriture, afin que celle-ci soit normale, lisible, ordonnée et automatique.

Dans le cinquième chapitre, nous nous intéresserons à la prise en charge du trouble de la perception du corps chez l'enfant hyperactif. Il s'agit, à travers les cas cliniques de l'enfant nommé X âgé de 8 ans rencontré au centre de rééducation de la petite enfance de Logpom (un quartier de la ville de Douala) et celui de l'enfant nommé Y rencontré au centre d'accueil pour enfant vulnérable à Douala, de permettre à l'enfant hyperactif de prendre conscience de son corps à travers le jeu.

Dans le sixième chapitre, il sera question de l'image du corps chez la personne âgée ayant subi une amputation pour des raisons médicales. L'accent sera mis sur l'évaluation psychologique et sur les conséquences psychopathologiques de l'acte chirurgical dans le contexte psychologique du vieillissement sans oublier des pistes de prise en charge qui sont proposées.

PREMIÈRE PARTIE :

APPROCHES THÉORIQUES DU CORPS ET HANDICAP

CHAPITRE 1 :
GÉNÉRALITÉS SUR LE CORPS ET LE HANDICAP

Ce chapitre s'intéresse aux aspects originels et originaux du corps ainsi qu'à certaines considérations et généralités sur le handicap.

1.1 De la notion du corps

1.1.1. Conception de la notion de corps et des thérapeutiques corporelles

La notion de corps est extrêmement difficile à définir dans la mesure où elle appartient à un univers sémantique polysémique. Le corps, du latin *corpus*, désigne la partie matérielle d'un être animé, d'un mouvement. Le corps, sur le plan biologique, est la partie matérielle d'un être animé considéré en particulier du point de vue de son anatomie, de son aspect extérieur. Autrement dit, c'est la partie matérielle de quelqu'un après la mort. Sur le plan humain, le corps est la structure culturelle et physique de l'être humain ; il est constitué de trois parties (la tête, le tronc et les membres), de plusieurs systèmes, (nerveux, respiratoire, digestif, etc.), de 206 os et de 639 muscles dont 570 sont des muscles squelettiques. Sur le plan anatomique, le corps comprend deux parties symétriquement identiques de part et d'autre de son axe.

Le corps est une chose parmi tant d'autres, qui possède une figure géométrique et une densité matérielle. Mais le corps humain crée son propre mouvement et la sensation perdure au-delà de sa rencontre avec le monde. Cette durée explique la rémanence de la sensation dans le sentiment, qui en est la forme spirituelle. Corraze (2009) nous permet d'appréhender le corps sur plusieurs formes : l**e corps vécu** qui est la juxtaposition des informations perceptives à la motricité, c'est la perception que l'enfant a de son corps ; l**e corps perçu** qui est l'ensemble des informations proprioceptives permettant de situer le corps dans l'environnement ; **le corps connu** qui est la reconnaissance des différentes parties de son corps et la capacité de les nommer et le **corps reconnu** qui est la reconnaissance de ce corps par l'enfant comme le sien.

1.1.2. Le corps dans la Grèce antique

Il est tout à fait remarquable de constater que le mot *corps*, tel que nous l'entendons, n'existe pas dans le vocabulaire de la Grèce antique ; en effet, *Sôma* veut dire *cadavre*, par opposition à *Psukhé* ou Psyché qui veut dire *âme*. C'est ainsi que le *Sôma*, manifeste par sa présence même, l'absence fondamentale de vie. Quant à la *Psukhé*, elle a tous les traits du corps (vêtements compris), sauf son épaisseur.

Dans l'épopée homérique, reprise par les grands tragiques grecs (Eschyle et Sophocle), il est absolument nécessaire d'enterrer le cadavre, pour que l'âme puisse se séparer du corps, pour rejoindre l'Hadès (le royaume des ombres) et se régénérer en vue de sa réincarnation. Ainsi pour les Grecs, le stable se trouve dans l'instable, et l'instable dans le stable. C'est la psukhé qui maintient la permanence de l'identité ; et c'est le corps qui exprime le mouvement et le changement. Ici, Platon nous fait comprendre, qu'une fois le corps enterré, l'âme le quitte et va régénérer dans un autre corps. Il continue en disant que dans l'instable il y a le stable et dans le stable il y a l'instable. Alors pour Platon une fois que le corps est en mouvement, l'âme ne l'est pas, le mouvement du corps est le résultat de la pensée et quand l'âme est en mouvement, le corps se stabilise.

Platon a rationalisé une façon grecque de penser la culture du corps et de l'âme. Pour lui, l'homme dans son corps est construit en trois régions essentielles : la tête, qui contient la partie immortelle de l'âme et qui est le siège de la raison ; la partie entre l'isthme du cou et le diaphragme, qui est le siège du courage (le cœur, la respiration) ; la cloison qui sépare le thorax de l'abdomen qui est le siège des désirs et de l'ardeur.

Pour Aristote, le corps sans le mouvement n'est « rien », et le mouvement sans le corps est une pure abstraction. Si l'on considère le mouvement comme cause de la sensation, c'est l'analyse du mouvement qui permet de déterminer la nature du corps sensible. Le mouvement s'effectue, entre les contraires tels que le chaud et le froid, l'humide et le sec. C'est leur combinaison qui permet de déterminer les qualités des corps premiers ; ainsi, le corps se meurt lui-même, naturellement, et au fur et à mesure, il atteint sa plénitude. Le corps veut dire pour Aristote tous les corps : célestes, terrestres et êtres vivants. Le vivant en tant que substance se définit par ses mouvements. Ils sont décrits de façon fonctionnelle, et ne sont pas séparables de leurs organismes qui sont rigoureusement classés. Le premier mouvement du vivant est, pour Aristote, la fonction de la nutrition puis viennent, dans l'ordre, la fonction de la sensation, la fonction de la pensée et la fonction du désir et de la motricité.

La conception du corps dans la Grèce antique varie d'un auteur à un autre. Elle permet néanmoins de mettre en exergue le dualisme psychosomatique et distinguer nettement le corps-cadavre du corps-vivant (logis temporaire de l'âme immortelle). Pour ne pas faire de longs développements ici, on peut tout simplement dire qu'il faut être plus précis pour ne pas prêter à confusion la corporéité chez Platon et chez Aristote avec celle d'Héraclite d'Éphèse. Il y a certes chez Platon une synthèse de l'héraclitéen (mouvement) et du parménidien (stabilité), mais le corps intervient dans sa métaphysique de l'être comme un être spectral qui n'existe qu'en tant qu'apparence, par participation sensible à l'Idée du corps qui n'existe en tant que réalité stable que dans le monde intelligible. Aristote en revanche est plus terrien mais va quand même jusqu'à reconnaître une âme au règne végétal (âme végétative).

1.1.3 Le corps et ses représentations dans les socio-cultures camerounaises

Le corps est une réalité connue dans toutes les langues d'Afrique. Au Cameroun où il existe une diversité de langues et de traditions, les mots pour le dire sont tout autant légions. D'une façon plus holiste, la place que le corps occupe dans la culture camerounaise s'apparente à celle qu'il a dans les cultures africaines dans son ensemble, celle de l'oralité. Deux aspects majeurs sont mis en exergue ici, à savoir :

- l'importance de la parole et des expressions (échanges) verbales ;
- l'importance des représentations culturelles focalisées sur l'oralité. La représentation du corps tient compte des considérations à la fois culturelles, religieuses, et bien d'autres.

Dans la société camerounaise, le corps se situe en tant que mode d'expression par rapport aux langages et se reflète dans les termes de schéma corporel et d'image de corps. Ces deux concepts sont d'ailleurs souvent employés l'un pour l'autre. Dans cette perspective, le corps parle haut et fort. Il est un élément central dans la sociologie au Cameroun, terre d'une très grande diversité communautaire.

L'une des valeurs reconnues au corps, c'est qu'il est le patrimoine des différents groupes identitaires, une entité d'adhésion, d'appartenance et d'implication à la vie de la communauté. À ce titre, les noms sont donnés avec beaucoup de similarités – ressemblance - particulièrement dans une même aire culturelle. Le tableau suivant présente les différentes appellations du corps dans certaines cultures au Cameroun :

Tableau 1 : Dénomination du corps dans quelques aires culturelles au Cameroun

Appellation du mot corps	Langue	Aire culturelle
Nyu	Basa'a (Littoral)	Sawa
Yeul	Mbô (Littoral), Kossi (Sud-Ouest)	
Nyol ou Nyul	Ewondo (Centre)	Fan-Béti
Nyodo	Yambassa (Centre)	
Mben	Babadjou (Ouest)	Grassfield
Mbeumeu	Ngemba (Nord-Ouest)	
Nsou	Moudan (Extrême-Nord)	Soudano-sahélienne
Honguessé	Toupouri (Extrême-Nord)	
bandù	Fulfulde (Nord)	

Ces différentes appellations du corps s'accompagnent d'expressions idéo-verbales utilisées dans la construction du savoir, du savoir être, du savoir savant et du savoir-faire africain, dont l'exemple type est le proverbe. Dans la société Bantou, le corps est aussi une entité relationnelle par ses liens sociaux. Pour cela, il est l'objet d'échanges de fluides corporels tels que le sang, la sueur, le lait maternel ; c'est le cas dans certaines régions camerounaises où ces échanges de liquides règnent toujours, certaines mamans nourrissent uniquement leur nourrisson au lait maternel, l'échange de sueur s'effectue lorsque la maman travaille, portant son enfant au dos. Ceci contribue à renforcer l'affection et sert également de thérapie à la maman contre le mal de dos. Il est aussi un outil de socialisation par rapport aux us et coutumes de la communauté, tel est le cas dans les rites d'initiation, de veuvages et même lors des célébrations culturelles : cas des femmes Toupouri qui présentent leurs seins dehors en esquissant les pas de danses.

Le corps féminin est perçu en milieu traditionnel africain à la fois comme un objet fascinant et redoutable. Il est aussi mythe et mystère suivant le contexte, objet de communication et de médicalisation à souhait. Support publicitaire donc objet commercial moderne, le corps naturel et superficiel, corps spectacle et secret, corps ritualisé et célébré, corps outil d'individualisation et moyen de subsistance, corps identitaire, corps langage et organe de vie, tel se présente en substance le corps en général, mais surtout celui de la femme. Par ailleurs, dans la partie septentrionale du Cameroun, il est loisible d'observer des individus qui arborent fièrement des scarifications, des tatouages, des tresses comme éléments distinctifs, soit de leurs positions sociales, soit de leurs statuts matrimoniaux. C'est le cas des peuplades peuhles, chez lesquelles les jeunes hommes célibataires se tressent les cheveux. Chez les Kirdi, les hommes et les femmes portent des scarifications sur la face comme signes distinctifs.

Le corps est un élément d'action, en tant qu'interface avec l'environnement, que ce soit pour s'asseoir, dormir, manger, faire des gestes, afficher des attitudes, etc. C'est en cela que se justifie le processus éducatif communautaire. Ici, la considération est plus accordée aux droitiers, et une certaine marginalisation des femmes. Le corps est un élément de relation, il peut être désiré, touché, caressé, et le cas échéant, objet de satisfaction. Le corps est en plus une armure pour se défendre face au jugement de l'autre et cette architecture s'avère une ambassadrice dans les interactions avec les autres. Il est aussi une sensation de malaise. En effet, là où il n'est pas perçu, l'être humain se sent diminué. À cause de moult tabous, le corps est habituellement sous-estimé, sous-apprécié, dévalorisé dans de nombreuses tribus et classes sociales au Cameroun. Nous pouvons illustrer cette partie en nous basant sur des personnes présentant un handicap (mental, physique, sensoriel) ayant survenu dès la naissance, à cause de la divergence physique qu'elles présentent. Dans l'imaginaire collectif, ces personnes sont considérées comme le fruit de la sorcellerie ou d'une malédiction ancestrale. Le corps est un instrument de communication qu'elle soit verbale ou non-verbale (utilisation des gestes, toucher, visuel,...) et incarne des sensations et vertus à l'instar des émotions, la politesse, etc.

1.1.4. Quelques expériences pour modifier le corps

Le corps fait depuis des lustres l'objet de nombreuses expériences. Le but ici est de le rendre plus beau et très attrayant. Parmi ces expériences, nous pouvons citer :

- ❖ **L'excision** : c'est l'ablation d'une partie du clitoris à des fins multiples (comme par exemple de soustraire les constituants de masculinité qui sont présents chez la femme). Cette pratique diffère selon les cultures et les peuples. Elle semble aujourd'hui contestée à cause des conséquences qu'elle engendre : problèmes urinaires, problèmes de cicatrisation des blessures, les ulcérations, gonflements des tissus génitaux. Mais dans certains contextes, elle participe à l'éducation de la jeune fille et à sa préparation pour le mariage à l'âge adulte.

- ❖ **La circoncision** : c'est l'ablation du prépuce chez l'homme pour lui donner les caractéristiques d'homme et retirer les germes ou les éléments de féminité qui sont présents en lui. La pratique de la circoncision s'effectue à cause de quatre facteurs qui sont : la religion, la culture et la tradition, l'environnement social et l'hygiène.

- ❖ **La scarification** : c'est un ensemble de signes ou de balafres qu'on appose sur le corps d'un être vivant. C'est aussi un ensemble de plaies d'acte volontaire fait par une cautérisation des téguments dans l'optique d'avoir des cicatrices. C'est donc une sorte de mutilation tégumentaire consistant, selon les formes, les dimensions et les positions, à s'identifier (à un groupe ethnique, à une famille, à une catégorie sociale), à procéder au traitement curatif et à se blinder (se protéger contre certains sorts mystiques).

- **Le tatouage** : c'est un dessin qu'on fait sur la peau à l'aide d'outils spécifiques. Certaines personnes le font sur des endroits du corps bien précis, alors que d'autres peuvent le faire sur tout le corps. Le but recherché est de communiquer un message, devenir plus sexy, mystérieux, chercher à s'affirmer et donner un message d'ouverture aux autres. La symbolique des tatouages varie en fonction des peuples, des cultures et des croyances.

- **Le piercing** : c'est une action qui consiste à percer une partie de son corps pour y mettre un bijou. Ceci peut être fait à la langue, au nez, aux lèvres, au nombril, etc. les piercings constituent un signe de beauté, d'imitation, de pratiques religieuses et culturelles.

Nous venons de présenter des expériences faites sur le corps à travers les tatouages, piercings, scarifications, etc. Cette situation nous permet de constater que le corps n'échappe plus aujourd'hui aux processus culturels, sociaux et psychologiques. Il est utilisé de manières diverses. Il peut devenir sur le plan artistique, un instrument de défi contre les contraintes sociales et les clichés. Il est aussi utilisé comme un outil politique pour affronter les problèmes sociaux. C'est ce qui se passe lorsque nous voyons des artistes badigeonner leurs corps pour transmettre un réalisme saisissant, pour protester, pour exercer sur le public une puissante force émotive ou pour dénoncer des problèmes sociaux, etc.

Comme on vient de le démontrer, les manipulations du corps sont diverses et multiples. Les hommes sont plus nombreux que les femmes à être mutilés. Le nombre de circoncis augmente régulièrement, par contre la monorchie (ablation d'un testicule) est devenue bien rare. De même, l'excision (circoncision féminine) tend régulièrement à diminuer depuis l'Antiquité ; aujourd'hui elle est critiquée, lorsqu'elle n'est pas symbolique, à une volonté implicite de réduction de l'accès de la femme au plaisir.

En pays kamyt, les pratiques corporelles manifestent une autre réalité, peut-être plus difficile à percevoir, à savoir celle d'une certaine image du corps par rapport au sexe, chaque culture concevant l'anatomie humaine selon des représentations qui lui sont propres et marquant de son empreinte le corps ainsi transformé en mémoire sociale. Cette image du corps définit les formes, les couleurs, les volumes, les proportions, mais aussi les performances, les émanations, notamment sonores.

En Afrique Noire, il est en effet pratiquement impensable de parler de la corporalité féminine simplement en termes d'enveloppe de chair, d'objet de plaisir et de manipulation, sans se référer à ce qui est de fait admis de considérer comme une fonction utilitaire c'est-à-dire la reproduction humaine ; d'autant plus qu'elle constitue de toute évidence une finalité sociale en milieu traditionnel africain. L'exigence d'une discipline rigoureuse du corps de la femme a inspiré à la culture kamyt des thérapeutiques pour éviter ou supprimer les sécrétions vaginales. Les femmes les connaissent et les pratiquent régulièrement. Elles font bouillir certaines herbes et écorces et font leurs toilettes intimes avec ces décoctions. Elles se les administrent aussi en lavements vaginaux.

Dans la perspective des études en handicapologie, nous pouvons dire que quelle que soit la forme que prend le corps, il faut se sentir bien dans sa peau. Les personnes handicapées et/ou en situation de handicap peuvent éprouver le sentiment de ne pas être en mesure d'offrir à leur corps la forme souhaitée. Dans ce sens, les techniques de relaxation offrent un ensemble de conceptions et de techniques éducatives et thérapeutiques allant même au-delà du dualisme corps-esprit. C'est ce que nous proposons d'analyser dans cet ouvrage. Relevant de la technique du corps appartenant au savoir thérapeutique et de la réhabilitation/rééducation de la personne handicapée, notre approche est fortement influencée par la pensée sur la corporéité africaine. Dans cette vision, le corps n'est pas simplement considéré selon ses caractéristiques spécifiquement médicales (anatomiques, fonctionnelles et métaphysiques) mais il est perçu en tant qu'objet vécu par le sujet dans son interaction avec l'univers cosmique (Banindjel, 2012). Ici, le sujet n'a pas un corps, il est un corps. Dans ce sens, le corps est vu comme il est dans le monde, c'est-à-dire dans son rapport avec l'environnement physique et social.

Le corps n'est donc pas considéré ou analysé comme un objet parmi tant d'autres sur lequel on peut faire des expériences n'importe comment. Il est considéré comme un principe constitutif ou transcendantal dans la mesure où il est impliqué dans la possibilité de faire des expériences. C'est en fait le point de départ de toute relation avec l'être et pour cette raison, on ne peut avoir d'expérience si non à partir de la matérialité physique et sensorielle, voire corporelle. Le corps structure notre expérience, notre façon d'être au monde. Le corps se présente comme étant cette unité indistincte sujet-objet car il est sujet de la perception et objet senti. Il est le véhicule de l'être dans son environnement et lui permettant de joindre un milieu défini, de se confondre avec certains projets et de s'y engager. C'est donc un état permanent d'expérience. La perception dont on a parlé plus haut est liée à la corporéité. C'est pour cette raison que nous devons considérer que le corps vécu peut s'étendre au-delà du corps biologique, jusqu'à considérer l'extension de ce corps par des prothèses artificielles (Leder, 1990, cité par Gallagher, Zahavi, 2009), dans le cadre du handicap moteur.

Cette réalité nous montre que le lien étroit entre le soi et le corps, c'est-à-dire entre les représentations psychiques et les fonctions somatiques permet de comprendre le rapport que l'individu entretient avec les éléments de l'inconscient. À ce sujet, le discours des psychanalystes comme Freud, Klein, Spitz, Winnicott, Reich et Lacan nous intéresse bien dans notre façon de concevoir la corporéité et le développement psychique et mental. La psychanalyse a mis en évidence le vécu corporel dans les premières étapes du développement de l'enfant et a proposé le corps imaginaire comme produit de l'élaboration psychique inconsciente. Les approches thérapeutiques abordent l'être en partant de leur conception du corps. Dans ce sens, la question interculturelle mérite bien une attention.

1.1.5. Corps, cultures et handicap : des réalités anthropologiques évidentes

Le corps a toujours constitué un sujet d'enquête aussi bien dans le domaine des sciences naturelles que dans celui des sciences sociales et humaines, même comme les approches sont différentes. Pour les sciences naturelles, le corps est un organisme qui évolue et qui possède une mémoire génétique et une disposition héréditaire. Il s'agit ici d'un objet qu'on peut mesurer, contrôler et analyser en fonction de formules physiques, chimiques, mathématiques et selon les méthodes de recherches. Les sciences sociales appréhendent le corps dans sa construction socioculturelle à travers ses significations symbolique, anthropologique, philosophique et culturelle.

Dans la conception occidentale, le corps est envisagé selon une perspective dualiste, relevant ainsi d'une approche philosophique (platonicienne, aristotélicienne, cartésienne, etc.). Il est considéré en tant que partie d'un tout à unifier et vu comme siège des émotions et comme objet de la domination sociale, de la violation et de la transformation.

En Anthropologie et en Sociologie, le corps joue un rôle théorique fondamental. Mauss (1936) a proposé une catégorie des techniques du corps qui tient une importance indéniable dans le discours. Cet auteur a identifié la culture comme la variable déterminante dans les différences relatives à l'usage du corps. Il parle des techniques du corps en faisant référence aux façons dont les hommes, société par société, savent se servir de leurs corps pour interagir avec les autres hommes dans la société. En fait, il a voulu préciser que les techniques du corps sont à la fois des phénomènes sociaux et biologiques

Le corps est le premier et le plus naturel instrument de l'homme, on pourrait même dire un instrument technique. C'est à juste titre que pour Mauss, le corps n'est corps qu'à condition d'être symbolique en même temps : « toutes ces techniques se rangeaient très facilement dans un système qui nous est commun : la notion fondamentale des psychologues, ..., de la vie symbolique de l'esprit ; cette notion que nous avons de l'activité de la conscience comme étant avant tout un système de montages symboliques » (p.10). Dans la manifestation des techniques du corps, on peut opérer une différentiation fondamentale en quatre catégories : la division entre les sexes, la variation des techniques du corps avec les âges, le classement de ces techniques par rapport au rendement et la transmission de la forme des techniques.

Il est donc important, à ce niveau, de faire un rapport entre corps et civilisation. Il s'agit d'une réalité qui montre qu'il y a des façons de se servir, de saluer, de toucher à la nourriture, etc. Ainsi, pour savoir pourquoi l'on ne fait pas tel geste et fait plutôt tel autre, il ne suffit pas de rechercher des explications du côté de la physiologie, de la psychologie ou de la dissymétrie motrice chez l'homme, il faut connaître les traditions qui l'imposent. Le processus éducatif a donc une influence sur la définition des façons permettant à l'individu de s'accommoder à son environnement. Chaque être humain est donc capable de se servir de son corps comme un matériel plastique pour lui donner toutes les formes déterminées par le groupe ou la société dans laquelle il vit.

Le corps à corps revêt une disposition anthropologique importante, car au niveau de la relation mère-enfant, nous pouvons identifier le portage au dos qui, en Afrique, revêt une valeur fondamentale. Ainsi, l'enfant porté au dos et à même la peau de sa mère pendant deux à trois ans aura une tout autre attitude vis-à-vis de sa mère qu'un enfant non porté. On pourra donc observer une naissance d'états psychiques qui vont se renforcer avec les autres échanges pour mieux développer le langage. Le fait aujourd'hui d'accorder plus de place à l'individualisme et conduisant à mettre un accent sur le culte du corps tout orienté vers la jeunesse, la séduction, la puissance et le visuel, dénigrant tout ce qui peut rappeler son caractère périssable, nous amène à comprendre que le handicap interroge la société quant à sa conception de l'humanité et les exigences qu'elle sollicite. En occultant donc la dimension sociale et psychologique du corps, on parvient à le réduire à des formules mathématiques, permettant ainsi d'agir sur cette dimension comme nous voulons. L'opposition entre l'homme et son corps est une version moderne de la division de l'être en deux parties essentielles.

Tout être par son corps et son langage est incarné dans la communauté de sens, dans un espace de communication et de signification. L'individu, qu'il soit handicapé ou pas, ne peut détacher la conscience de soi de la capacité à se manifester ou à s'exprimer dans un espace de signification, et qui est l'identité dialogique du sujet qui détermine sa conscience réflexive. Le moi ne se définit pas par un rapport monologique avec soi, mais dans un rapport dialogique avec les autres, à l'aide du langage. La crise d'identité intervient lorsqu'il y a déracinement du moi de son contexte d'insertion (Banindjel, **sous presse**). Ce déracinement entraîne la perte des repères et d'énormes difficultés de s'orienter dans l'univers de signification donné par cet espace de signification. C'est la raison pour laquelle la reconnaissance est un besoin humain vital et la non reconnaissance est vécue comme une blessure narcissique, psychologique, une offense, une forme d'oppression.

En réalité, aucune culture ne peut penser à elle-même si elle n'a pas à disposition une autre culture avec laquelle elle peut se confronter. À ce sujet, le tribalisme ou encore l'ethnocentrisme n'est autre chose qu'une attitude consistant à se mettre au centre de l'univers en donnant de l'importance seulement à sa tribu propre ou à sa propre culture. Le comportement des uns et des autres aujourd'hui fait naître des concepts de *tribuphobie*, de *tribuphilie*, pour montrer que quel que soit le sentiment qu'on nourrit vis-à-vis de l'autre, il ne faut pas fuir sa culture ou se centrer trop dans sa culture sous prétexte que l'on serait taxé d'être en train de rejeter l'autre. Cette situation nous conduit à nous rendre compte de la consistance du rapport entre corps et civilisation. En considérant le corps comme une construction sociale qui peut être modelée par la société et la culture, nous constatons que la culture ne se transmet pas à travers les mécanismes reproductifs de l'espèce humaine qui suivent l'héritage biologique, mais grâce à l'apprentissage en suivant l'héritage social.

C'est dans ce sens que nous pouvons considérer la culture comme l'ensemble des activités intellectuelles, physiques, sociales et cosmiques caractérisant le comportement d'un individu, de manière à ce que tous ceux qui forment le même groupe social partagent les mêmes comportements entre eux-mêmes, en relation à leur environnement naturel, à d'autres groupes, aux membres du même groupe social. Cette réalité est bien liée au niveau des valeurs d'une société : plus ces valeurs sont enracinées dans la culture du groupe, plus elles semblent faire partie de la nature. Le langage fait aussi partie intégrante de la culture. Il s'agit d'une coutume corporelle, car les modifications du larynx et de la langue ainsi que la forme qu'assume la bouche pour prononcer certains sons contribuent à définir les manières de concevoir les correspondants, concepts et valeurs. Les coutumes, les habitudes corporelles et intellectuelles font partie de la culture. C'est cette dernière qui définit la manière selon laquelle les mots et les actes sont insérés dans l'expression infantile, permettant à la tradition d'influencer le nouveau-né à travers l'environnement dans lequel il croît.

La relation entre le corps et les mots, en particulier le comportement manuel (geste) présente la richesse et la souplesse des gestes expressifs qui sont exprimés en fonction du contexte dans lequel on se trouve et diffèrent d'un peuple à un autre. En Afrique, par exemple, la question du rapport entre mère et enfant est fondamentale, surtout lorsqu'on se focalise sur l'allaitement naturel et l'ensemble de la gestualité spécifique aux peuples, de bercement au rythme des chants traditionnels. Le constat qui est fait est que ces comportements favorisent la stimulation des structures neurophysiologiques responsables des conduites d'équilibration. Ici, le langage corporel est très important, dans la mesure où les membres du groupe sont habitués à exprimer leurs sentiments et leurs pensées par des gestes et la posture : porter l'enfant, apprendre à s'asseoir, à saluer, à manger, etc.

Le processus de représentation mentale dans ces populations repose sur des bases neuro-psychomotrices plus concrètes. D'où la nécessité d'associer les apprentissages aux mouvements corporels. En fait, le portage au dos est vécu en Afrique comme une union corps à corps entre la mère et l'enfant. Ce dernier apprend avec son corps tout entier. À ce niveau, on peut facilement décrire les effets posturo-moteurs et sensoriels des habitudes de portage ainsi que la modalité de transport de l'enfant, de l'hygiène et des yeux. La mise en relation entre besoins physiologiques et psychologiques du tout petit et les conditions de vie du groupe socioculturel auquel il appartient devrait éclairer la nature des choix dont relèvent les techniques d'apprentissage. Dans nos cultures, les pratiques de maternage sont vues comme autant de moyens d'ajustement des besoins de l'enfant à ceux de la communauté à laquelle il appartient.

En Afrique, la plupart des femmes portent leurs enfants du côté de la hanche gauche et ce, à partir d'un certain âge. Cette technique présente une signification fondamentale : une adaptation fonctionnelle aux nécessités quotidiennes qui font que la mère doit libérer sa main droite (privilégiée dans les activités de manipulation) ; renforcement du processus d'empreinte et qui montre que le battement de cœur de la mère est le premier et le plus saillant des bruits auxquels l'enfant est soumis avant sa naissance, son rythme agit comme une empreinte et continuerait à fonctionner après la naissance et aurait un effet d'apaisement pour l'enfant. Le développement des travaux de neurosciences montre que le traitement cérébral des émotions dépendrait du cerveau droit, ce qui donnerait au côté gauche du visage une forme plus expressive. C'est pourquoi il serait plus aisé pour l'enfant de suivre les états émotionnels de sa mère lorsque son regard, à travers le portage, est orienté sur le côté gauche. Ce qui faciliterait la communication visuelle et auditive entre la mère et son bébé, qui à son tour serait bénéfique à la communication somato-émotionnelle.

L'apprentissage joue un rôle important dans le développement de l'enfant. Dans ce sens, les actions apprises sont issues de l'enseignement, de l'observation auto-analytique ou à travers la pratique. Les actions mixtes sont acquises de manières différentes et sont le résultat d'un mélange entre l'inné, l'assimilé et l'acquis. Le geste est un acte moteur qui a une valeur communicative. Il existe plusieurs types de gestes :

- ✓ Les gestes accidentels : ce sont des actions mécaniques qui véhiculent des messages secondaires ;
- ✓ Les gestes expressifs qui sont influencés par la culture ;
- ✓ Les gestes mimétiques qui se réfèrent au mimétisme social ;

- ✓ Les gestes schématiques qui sont des versions synthétisées des gestes mimiques ;
- ✓ Les gestes symboliques : ces types de gestes représentent des idées et des humeurs, ils indiquent une qualité abstraite et varient selon le contexte culturel ;
- ✓ Les gestes techniques sont utilisés pour des actions particulières, selon des domaines bien déterminés ;
- ✓ Les gestes codés : ce sont des langages des signes qui utilisent un système formel. C'est le cas de la langue des signes ou d'autres formes de communication des sourds et muets ;
- ✓ Les gestes pluri-signifiants : ceux-ci transmettent plusieurs messages différents.

Corps, nature et culture sont unifiés : la maturation biologique se développe en recevant en même temps l'influence de l'environnement. Mais il faut aussi rappeler que la structuration psychique et la culture sont étroitement liées entre elles, et le corps est le premier médiateur de cette représentation. La culture introduit le jeune enfant dans un groupe spécifique en utilisant des techniques lui permettant d'atteindre une naissance sociale. Ces techniques particulières, différentes selon les cultures, sont les mêmes que les pratiques utilisées par les générations passées. Gardner (2004) a appliqué sa théorie des intelligences multiples et celle de l'intelligence-corporelle aux divers contextes culturels. Selon cette théorie, tous les hommes partagent une liste d'intelligences communes comme l'intelligence linguistique, musicale, mathématique, intra-personnelle, interpersonnelle, et même corporelle-kinesthésique et spatiale. Grace à cette théorie, nous pouvons affirmer que le corps peut être culturellement intelligent. En réalité, chaque société encourage certaines habiletés motrices qui sont spécifiques à elles seules.

Dans certains peuples africains comme chez les Basa'a au Cameroun, les enfants jouent non seulement avec les articulations des doigts, mais ils utilisent aussi presque tous les muscles de leurs corps pour avoir des sensations. Il existe une manière d'utiliser le corps pour danser et qui permet au sujet d'exprimer une certaine intention. Tout ce que nous venons de dire nous amène à penser à l'importance du rôle structurant de la culture dans la corporéité de chaque individu.

Les troubles dont peuvent souffrir les personnes en situation de handicap sont comparables à ceux que nous pouvons retrouver dans la population générale d'un pays, mais les personnes handicapées sont tout de même porteuses d'une vulnérabilité particulière en rapport avec leur propre statut et l'histoire de leur handicap. La vulnérabilité n'est pas seulement relative au monde physique ; elle est également relative au monde social, culturel, psychique et corporel. En fait, chaque phénomène psychologique souffre du changement de contexte. Le corps et le cerveau de l'enfant en situation de handicap se modifient en acquérant de nouvelles habiletés lorsque l'environnement lui est favorable. Les incohérences qui peuvent se créer entre l'environnement et le développement du cerveau à cause des changements significatifs dans l'environnement, peuvent procurer une détresse et une dysfonction. Des conséquences plus sérieuses peuvent apparaître sur le plan du comportement.

En effet, des conflits peuvent se créer au niveau de l'image du corps aussi bien chez l'enfant, chez l'adolescent que chez l'adulte en situation de handicap. C'est ainsi qu'il arrive que l'on les retrouve s'imaginant avec des caractéristiques physiques idéalisées qui n'appartiennent pas à leur propre culture. Éprouvant le besoin d'être acceptés au sein de l'environnement social, certains cherchent souvent à changer leurs caractéristiques somatiques propres. Dans ce cas, le corps devient le moyen méta-communicatif pour exprimer, à travers des signaux non verbaux, les émotions profondes pouvant être communiquées à travers d'autres codes.

1.1.6. Le corps et la médiation psychosociale

Pour distinguer un individu d'un autre, il faut un facteur de discrimination ; c'est le corps qui joue ce rôle. Le corps humain, comme on peut le voir, ne se résume donc pas seulement à une collection d'organes et de fonctions agencées selon les lois de l'anatomie et de la physiologie. Il est d'abord une structure symbolique, une surface de projection susceptible de rallier les formes culturelles les plus larges. Cette définition fait apparaitre le corps comme un phénomène social et culturel, matière et symbole, objet de représentation et d'imaginaire. Le corps devient dès lors un objet de signification, un objet complexe qui, selon l'époque et le contexte socioculturel, prend du sens et donne du sens. Le corps est de ce fait signe de vie et expression du rapport au monde environnant ou de la relation aux autres.

La relation aux autres est aussi une relation au genre en tant que rapports sociaux entre les sexes. Ce rapport au sexe nous permet d'axer précisément notre réflexion sur le corps de la femme africaine traditionnelle. Quelles interrogations peut-on faire sur les femmes africaines du monde rural si nous savons au départ que, la société étant sexuée (masculin-féminin), la structure physique de l'entité sociale femme conditionne celle-ci à des fonctions non seulement fondamentales et/ou utilitaires mais encore, l'oblige à maintenir sinon à susciter un imaginaire toujours imaginatif, conduisant nécessairement à une différenciation des comportements sociaux et mentaux chez les groupes humains. Autrement dit, le corps féminin peut servir d'analyseur de comportements socioculturels dans les rapports hommes et femmes.

1.1.7. Corps et bioéthique

Les questions soulevées dans le cadre de la bioéthique interpellent l'humanité à un plus grand respect du corps et des corps. Nous sommes aujourd'hui tenus de répondre aux questions difficiles à résoudre concernant l'euthanasie, la violation du corps des enfants, la liberté sexuelle, les transformations et les mutilations du corps, la propriété et la liberté du corps, la procréation *in vitro* et avec possibilité d'intervention sur le fœtus. Parler du corps en termes bioéthiques signifie non seulement ne pas le considérer comme un jouet ou un simple substratum matériel, mais aussi l'analyser dans ses représentations symboliques et même sacrées en lui donnant des contenus dignes de respect.

L'identité de l'homme est toujours soumise à un contrôle des éléments du corps. Le corps devient donc comme un mot de passe à travers ses composantes suivantes : les empreintes digitales, la voix, la forme de la main et la signature qui sont utilisées pour identifier une personne ou pour que cette dernière accède à certains lieux. Le fait pathologique que nous notons ici est celui du défaut et/ou du vol d'identité lié à la possibilité d'utiliser par exemple les empreintes digitales d'une autre personne.

1.1.8. Corps, espace et temps

Le corps ne peut avoir la possibilité de se déployer que dans un cadre bien précis et dans les limites de temps disponibles. L'espace exige donc un point fixe à partir duquel, on peut orienter et définir toutes les directions. Il se présente comme lieu du mouvement, ce qui implique l'idée de transition, de passage de n'importe quel point à un autre. L'espace est un système dans lequel les corps entrent en relation : s'il n'y avait pas de corps, la notion d'espace perdrait son sens. L'espace est l'ensemble de toutes les places. Il s'agit d'un cadre *a priori* où notre expérience se déploie. L'être humain, avec son corps, a la possibilité d'agir, de transformer, d'organiser ou de construire son espace. Il crée et recrée son objet en maîtrisant l'espace ; et c'est à partir de cette maîtrise que l'homme peut se mouvoir, et accomplir ses comportements moteurs : saisir les objets, les lâcher, les lancer, éviter et contourner les obstacles, grouper les éléments entre eux, et trouver, leurs liens de causalité.

La perception de l'espace, n'est pas une fonction préformée dans ses grandes lignes, mais elles se constituent en contact direct avec l'objet et se construit progressivement. Les rapports que l'homme entretient avec son environnent dépendent de son appareil sensoriel et de la façon dont celui-ci est conditionné à réagir. Chez l'homme le sentiment de l'espace est lié au sentiment du moi, qui est à son tour en relation intime, avec son environnent. Chez l'enfant, les progrès de la connaissance de soi vont de pair avec ceux de la perception de l'espace ; ils se complètent mutuellement, et c'est au terme d'un très long apprentissage, qui occupe toute l'enfance, que nous prenons possession de l'espace.

Le temps peut être défini comme l'ensemble des instants. La relation entre l'espace et le temps s'opère à travers le mouvement. Dans l'expérience, chacun sait que pour parcourir une certaine distance il faut un certain temps. Le temps est donc lié à la vitesse. Selon Freud (cité par Banindjel, 2012), chaque expérience consciente a son temps propre. L'inconscient lui n'a pas de temps, il est hors du temps. Ici, Freud nous montre que les activités auxquelles se frottent les enfants instables sont à durée indéterminée, car ces actions sont réalisées par les enfants dans un état d'inconscience. Une action menée dans l'inconscience n'a pas de temps. En effet, le défaut de limites fait apparaître une confusion extrême, suivant les divers aspects : les troubles de l'orientation dans le temps, ou bien une confusion entre le temps qui sépare, le dire d'un autre, peut être considéré, comme semblable à la mesure de la distance, de l'espace qui sépare un élément de l'autre.

En effet, l'exécution du geste dans l'espace met en jeu le sens spatial en y incluant, la force et l'adresse. L'exécution du geste demande un certain temps pour s'accomplir et l'on ne peut prétendre en rééducation, dissocier l'espace et le temps. Pour que le geste puisse se dérouler dans l'espace, le temps doit s'organiser.

1.1.9. Apports de quelques philosophes dans l'étude du corps

La phénoménologie rend compte du rapport de soi au monde. Il s'agit d'une science de l'expérience corporelle. À la lumière des travaux d'Husserl, de Merleau Ponty et de Spinoza, nous allons examiner comment certains concepts peuvent contribuer à la pratique psychothérapeutique en psychopathologie clinique : il s'agit des notions de corps et corporéité, d'espace et de temps, déclinées sous forme de schéma corporel, de conscience de soi, d'intuition, d'intentionnalité, de jeu, de liberté, d'engagement et de construction de soi-même avec autrui.

- **L'apport d'Edmund Husserl**

Husserl (1913/1986) a construit une philosophie concrète qui rend compte de l'expérience de la conscience de soi. L'idée principale ici est de dépasser l'opposition traditionnelle entre le sujet et l'objet. Pour y parvenir, il postule qu'il n'y a pas une conscience pure et que « toute conscience est conscience de quelque chose ». Cela montre que chaque état de la conscience porte sur un contenu de connaissance. Et, pour que ce vécu de la conscience soit réel, il faut que l'intentionnalité de la conscience soit établie, en tant qu'ouverture atemporelle au monde-de-la-vie. Pour Husserl (1913/1986), l'égo cogito est une expérience, un *présent vivant* que je peux faire varier. Le « je » est utilisé pour montrer que je suis le sujet de mon expérience et non pas l'objet. Il a donné beaucoup d'importance à la variabilité de l'expérience dans la mesure où elle construit la conscience imageante. Le vécu dont il parle ici se nomme l'immanence par rapport à ce qui est transcendant, c'est-à-dire qui est en dehors de moi et que je saisis comme différent de moi, c'est l'objet de l'intentionnalité.

Dans le cadre thérapeutique, nous pouvons observer la manière dont le sujet se présente ainsi que la façon dont nous nous présentons à lui, sans présupposé, sans jugement, ce qui nous permet d'explorer avec lui le champ de l'expérience partagée. Cette réalité permet de développer son intentionnalité pour le conduire à différencier, sans séparer, le sujet de l'objet, l'immanence de la transcendance. Cette démarche active met en place la liberté d'être et d'agir, construisant ainsi le champ de la pensée et de l'expérience corporelle. Husserl a insisté sur le rôle primordial du corps. C'est à partir du corps propre que dérive l'expérience de tous les corps. Il s'agit d'un corps organique perçu par moi de manière originaire et associé au psychique qui s'y incarne. En fait, l'idée du corps propre constitue dans le champ des sensations tactiles, visuelles, etc. et nous en faisons l'expérience continuelle. Ce qui est important est le rapport à soi, au toucher, l'échange entre l'organe et l'objet.

Dans le contexte africain, les expériences corporelles à travers le toucher thérapeutique et le massage construisent la conscience, la temporalité et la spatialité. C'est pourquoi, en cas de conscience défaillante, le sujet peut perdre sa stabilité ou son équilibre psychosomatique.

- **Le vécu corporel**

Le corps vécu se réfère à la manière dont le corps structure notre expérience, c'est-à-dire à la façon dont il modèle notre façon d'être au monde. Merleau-Ponty (1947) fait remarquer que nous ne pouvons pas connaître le corps et l'examiner ensuite dans ses relations au monde, parce que le corps est déjà dans le monde. Il s'agit de cueillir l'unité indistincte sujet-objet : le corps est en même temps sujet de la perception et objet senti. Ainsi, le corps-propre n'est pas seulement objet, il est aussi un état permanent d'expérience. L'expérience de la perception corporelle est un moyen de connaissance préréflexive qui se fonde sur le caractère indissociable du lien du sujet avec le monde. Par conséquent, la perception est intimement liée à la corporéité.

Par contre, dans le vécu corporel, la sphère de l'immanence (cette sensation que j'ai de la présence immédiate de mon corps dans le monde) se réduit après l'épochè (appelée la réduction phénoménologique) à la présence de la chose même, car l'attitude naturelle fait que l'on n'a pas conscience de la perception, car celle-ci n'observe pas le phénomène de la présence en chair et en os de la chose. Par exemple, je perçois et j'ai conscience de l'existence de la table (système perception - conscience), mais je n'ai pas conscience de la perception elle-même, au moment où je perçois. Et pourtant, la perception remplit mon regard de telle manière que je suis immédiatement en rapport avec elle ; c'est cela le vécu corporel. Ce n'est ni imaginé, ni pensé de façon symbolique ou conceptuelle, mais se tient là sous nos yeux comme quelque chose de donné à soi-même et en acte. Le vécu corporel se situe donc en dehors des activités rationnelles que gèrent les sciences de la nature. Pas d'induction, pas de déduction, pas de comparaison pour retrouver les différences qualitatives du corps : le primat de la perception assure au vécu une authenticité qui permet de montrer la liaison essentielle entre la chose même et l'espace par le moyen du corps.

Notre vécu est la manifestation de ce que nous percevons par notre corps. À ce niveau, si l'enfant hyperactif ne parvient pas à bouger les idées de sa tête comme le dit Berges (1996), il ne peut exécuter qu'un mouvement erroné. En effet, la manière par laquelle l'enfant hyperactif se perçoit est fonction de la manière dont il se projette dans l'espace. Explorer son espace, c'est découvrir son corps, ses limites, par la manière dont il se perçoit, lui, étant un être indéfini, un être sans frontière. La rencontre avec certains objets, certains lieux, avec une certaine architecture de l'espace, suscite l'éclosion brusque et sans lendemain d'états intérieurs porteurs d'action qui se déroulent parfois sur le mode de la destruction, mais souvent sur celui de la modification de cet espace, de son dérangement. L'instable en quête de ses frontières, se heurte aux volumes, mais aussi il s'exerce à modifier les rapports, à décentrer les organisations à travers différentes activités ludiques, et explorations des lieux ; il se découvre par les sensations que lui renvoient ses organes de sens.

- **Les travaux de Merleau Ponty**

Les travaux de cet auteur ont mis l'accent sur la phénoménologie de la perception car ici, percevoir c'est ouvrir un corps et c'est un rapport avec autrui. Pour Merleau Ponty (1947), le corps propre m'appartient, c'est le lieu des perceptions, des émotions. Ce n'est pas le corps, mais mon corps en tant qu'il est le médiateur des affects et le point de rencontre des expériences et des découvertes. Dans ce sens, la « chair » est liée au corps propre et pensée comme l'étoffe commune du corps voyant et du corps visible qui sont faits inséparables, car naissant simultanément l'un par l'autre et l'un pour l'autre.

Dans le cadre thérapeutique, c'est avec ce corps là que se fait le travail, un corps vivant, parlant et se sentant à l'aise dans un espace qui tolère parfois certaines zones d'ombres. Le rapport du corps à l'espace se fait par le mouvement qui permet de se situer dans l'espace, et de se percevoir comme un tout. À ce niveau, la fonction de représentation (ou fonction symbolique) est sous-tendue par l'expérience perceptive de la motricité qui traduit une intentionnalité corporelle. La construction d'une fonction symbolique défaillante passe par la réinstauration d'un couplage entre l'intention motrice et la conformation du corps-propre à cette intention ; c'est ainsi que toutes les formes d'expression vont être conviées au moyen du regard, de la voix, du geste et de la parole.

Chez Merleau Ponty (1947, p. 116), le schéma corporel est « une manière d'exprimer que mon corps est au monde ». Il s'agit d'une spatialité de situation et non d'une spatialité de position car il parle d'une prise de conscience globale de « ma position dans le monde intersensoriel ». Comme nous pouvons donc le constater, la notion de schéma corporel est une référence en psychopathologie et en handicapologie sur les plans théoriques, sur le plan de l'observation et de la thérapeutique. La spatialité de situation rend compte de la perception de soi-même par rapport à autrui.

- **Le corps propre comme expérience**

Le corps-propre est à la fois un mystère et un ensemble de significations vécues. Il est perçu de l'intérieur et de l'extérieur. Il est vrai qu'il est touchant, touché, mais en réalité il ne peut être touché que dans son intériorité. En fait, le corps est une véritable machine, un objet d'expérience ; il peut nous permettre d'avoir des projets et de s'engager dans l'action : c'est le premier véhicule de l'être humain au monde. C'est pourquoi il est pensé ici comme un tout et qui ne permet pas de séparer le physiologique du physique, l'âme du corps. C'est ce qui permet de donner un sens voire une différence entre l'âme et le corps. Cette approche nous permet de comprendre que le corps est ce par quoi j'ai accès aux choses et où il y a des objets ; c'est l'unité de toutes les orientations, il permet d'avoir un rapport immédiat avec l'environnement (la proxemie) ; avec le corps, le rapport au monde est immédiat et non réflexif ; c'est l'existence toute entière ayant une structure physique et métaphysique.

Dans cette perspective, le rapport à l'autre reste fondamental, car il a une signification immédiate, de par sa présence avec un corps. L'établissement de la différence avec l'autre consiste à rendre compte de la symétrie et de la dissymétrie de mon rapport à l'autre. Car autrui est certes semblable à moi, mais je ne sais pas ce qu'il pense. C'est pourquoi l'expérience de l'autre est certes immédiate, mais il est difficile d'en rendre compte. Étant donné que mon corps, ma vie, ma psyché m'appartiennent, l'immanence est ce qui est vécue en moi (l'expérience interne) et la transcendance ce qui est hors de moi. L'égo connaissant est la liaison entre moi et l'autre, entre l'immanence et la transcendance. C'est à travers l'expression que Merleau Ponty propose de rendre compte de l'immanence. Le fondement de l'expression réside dans le fait qu'il est possible de transformer les perceptions du monde interne et celles du monde externe.

Dans une situation thérapeutique, l'expressivité du corps est une composante importante. On peut l'utiliser dans les modalités suivantes : toucher, voir, regarder, danser, etc. lesquelles contribuent, chez les personnes handicapées, à développer le langage et les possibilités créatrices de chacun.

- **L'apport de Spinoza**

Les travaux de Spinoza (1677/2005) nous permettent de comprendre que l'homme est une unité corporopsychique en tant qu'il est l'expression d'une réalité appelée *Substance* ou *Dieu* c'est-à-dire l'univers en soi (conception moniste). Selon ce philosophe hollandais, l'homme est un mode d'expression de la nature se réalisant sous deux aspects : le corps (matière) et l'esprit (pensée). La dualité de l'homme est expressive et non substantielle. Ce qui affecte le corps affecte aussi la pensée et inversement. Cette unité psychophysique n'admet pas de supériorité d'une entité sur une autre. Un corps en mouvement permet au sujet de se développer harmonieusement.

Cette façon de présenter le corps nous montre qu'il s'agit d'une entité qui a une haute valeur symbolique. Sa moindre déstabilisation conduit inéluctablement au handicap.

1.2. Handicap et typologies de handicaps

1.2.1. Du handicap

Le terme handicap est tiré de l'expression *hand in cap* (la main dans le chapeau), un jeu étrange d'objets personnels disposés dans un chapeau et pratiqué au XVIIème siècle en Grande Bretagne. En fait ici, chacun tirait un objet au hasard et un arbitre était chargé d'en évaluer la valeur, le handicap traduisait la situation négative, donc défavorable de celui qui avait tiré un mauvais lot. Par extension, ce terme désignera tous désavantages, entraves ou gêne, et c'est entre les années 1950 et 1970, qu'il viendra remplacer dans la langue courante française, les termes d'*infirme*, d'*invalide* ou d'*inadapté*.

En 1980, l'Organisation Mondiale de la Santé (OMS) procède à une avancée conceptuelle à travers la publication de la Classification Internationale du Handicap (CIH). Celle-ci a été remplacée en 2001 par la Classification Internationale du Fonctionnement du Handicap et de la Santé (CIF). La classification de l'OMS de 1980 distingue trois aspects : la déficience, l'incapacité et le désavantage. Le handicap ici désigne une pathologie qui crée une déficience qui amène une incapacité qui provoque un désavantage social.

Pour l'OMS (citée par Libermann, 2003), « est appelé handicapé celui dont l'intégrité physique ou mentale est progressivement ou définitivement diminuée, soit congénitalement, soit sous l'effet de l'âge, d'une maladie ou d'un accident, en sorte que son autonomie, son aptitude à fréquenter l'école ou à occuper un emploi s'en trouve compromise ».

La définition de l'OMS s'appuie sur la (CIH) élaborée par Wood. Elle comprend trois dimensions qui relèvent autant de composantes du handicap :

- **Déficience : d*e la dimension organique du* corps.** « Toute perte de substance ou altération d'une fonction ou d'une structuration psychologique, physiologique ou anatomique » concerne les fonctions des parties du corps de l'individu (dysfonctionnements organiques ou psychiques). La CIH a retenu neuf catégories de déficiences : les déficiences intellectuelles, les déficiences du psychisme, les déficiences du langage et de la parole, les déficiences auditives, les déficiences de l'appareil oculaire, les déficiences des autres organes, les déficiences du squelette et de l'appareil de soutien, les déficiences esthétiques, les déficiences des fonctions générales, sensitives et autres déficiences.

- **Incapacité : d*e la dimension fonctionnelle du corps.*** Toute réduction (résultant d'une déficience) partielle ou totale de la capacité d'accomplir une activité d'une façon, ou dans des limites considérées comme normales pour un être humain, correspond aux gênes ou impossibilités rencontrées par la personne pour réaliser des actes de la vie quotidienne : niveau fonctionnel. On distingue neuf catégories d'incapacités concernant les fonctionnalités suivantes: le comportement, la communication, les soins corporels, la locomotion, l'utilisation du corps dans certaines tâches, les maladresses, les incapacités révélées par certaines situations, les aptitudes particulières et autres restrictions d'activité.

- **Désavantage Social : de la dimension sociale de l'activité.** C'est un préjudice qui résulte de sa déficience ou de son incapacité et qui limite ou interdit l'accomplissement d'un rôle social considéré comme normal compte-tenu de l'âge, du sexe, et des facteurs socioculturels. On distingue sept dimensions de désavantage : désavantage d'orientation, désavantage d'indépendance physique, désavantage de mobilité, désavantage d'occupation, désavantage d'intégration sociale, désavantage d'indépendance économique et d'autres désavantages.

En 2001, la CIF va mettre l'accent sur la classification des composantes de la santé. En fait, le but de la CIF est de fournir une base scientifique pour comprendre et étudier les états de santé, les conséquences et les déterminants ; d'établir un langage commun pour décrire les états de la santé et les états connexes de la santé ; de permettre une comparaison des données entre pays, disciplines de santé, service de santé à différents moments et de fournir un mécanisme de codage systématique pour les systèmes sanitaires.

La CIF a circonscrit le champ de ses composantes de la manière suivante : les fonctions organiques (physiologiques et psychologiques des systèmes organiques), les structures anatomiques (parties anatomiques du corps, c'est-à-dire organes, membres et leurs composantes), les déficiences c'est-à-dire les problèmes dans les fonctions organiques et les structures anatomiques, la participation (implication de la personne dans une situation de vie réelle), les limitations d'activité (difficultés rencontrées dans l'exécution d'activités), les restrictions de participation (le problème que rencontre une personne dans son implication dans une situation de vie réelle et les facteurs environnementaux (environnement physique, social et attitudinal dans lequel les gens vivent)).

La CIF se divise en deux parties : la première traite du fonctionnement et du handicap et met l'accent sur la composante organisme (fonction organique et structure anatomique) et la composante activité et participation (personne comme individu et être sociale). La deuxième insiste sur les facteurs contextuels (facteurs environnementaux et personnels). Le tableau ci-dessous présente un résumé de la CIF.

Tableau 2 : présentation synthétique de la CIF

	Partie 1 : fonctionnement et handicap		**Partie 2 : facteurs contextuels**	
Composantes	Fonctions organiques et structures anatomiques	Activités et participation	Facteurs environnementaux	Facteurs personnels
Domaines	Fonctions organiques et structures anatomiques	Domaines de la vie (tâches, actions)	Facteurs externes affectant le fonctionnement et le handicap	Facteurs internes affectant le fonctionnement et le handicap
Schémas	Changements dans les fonctions organiques (physiologie) Changement dans la structure anatomique	Capacité : réaliser des tâches dans un environnement standard Performance : réaliser des tâches dans l'environnement réel	Impact (facilitateur ou obstacle) de la réalité physique, de la réalité sociale ou des attitudes	Impact des attributs de la personne
Aspect positif	Intégrité fonctionnelle et structurelle Fonctionnement	Activité Participation	Facilitateurs	Sans objet
Aspect négatif	Déficience Handicaps	Limitation de l'activité Restriction de participation	Barrières Obstacles	Sans objet

Les personnes handicapées et/ou en situation de handicap sont inadaptées à la société dont elles font partie : les enfants, les adolescents et les adultes qui, pour des raisons plus ou moins grandes, ont des difficultés à être et à agir comme les autres. Elles sont ainsi considérées parce qu'elles subissent par suite de leur état psychique, mental, caractériel ou de leur situation sociale, des troubles qui constituent pour eux des handicaps, c'est-à-dire des faiblesses, des servitudes particulières, par rapport à la normale ; celle-ci étant définie comme la moyenne des capacités et des chances de la plupart des individus vivant dans la même société.

Le terme handicap désigne donc la limitation des possibilités d'interaction d'un individu avec son environnement, causée par une déficience provoquant une incapacité permanente ou non. Il exprime une déficience vis-à-vis d'un environnement, que ce soit en termes d'accessibilité, d'expression, de compréhension ou d'appréhension. Il s'agit donc d'une notion plus sociale que médicale.

Selon la loi n° 83/13 du 21 juillet 1983 relative à la protection et la promotion de la personne handicapée au Cameroun, le handicapé est considéré comme « toute personne qui, frappée d'une déficience physique ou mentale, congénitale ou accidentelle, éprouve des difficultés à s'acquitter des fonctions normales à toute personne valide ». La loi n° 2010/002 du 13 avril 2010 portant Protection et Promotion des Personnes Handicapées a pour sa part défini le handicap comme « Toute limitation des possibilités de pleine participation d'une personne présentant une déficience à une activité dans un environnement donné ». Elle considère le handicapé comme « toute personne dans l'incapacité d'assurer par elle-même tout ou partie des nécessités d'une vie individuelle ou sociale normale, du fait d'une déficience physique ou mentale, congénitale ou non ».

Le Cameroun s'est depuis lors, illustré en faveur de la valeur fondamentale de la vie sociale : la solidarité africaine consistant à adopter une politique d'inclusion. En effet, que l'on soit handicapé, mal voyant, sourd-muet, autiste, malade mental, vieillard ou handicapé moteur, la place de chacun au sein de la société est non seulement la bienvenue mais aussi indispensable.

Suivant les résultats officiels du 3ème Recensement Général de la Population et de l'Habitat (RPGH), le Cameroun comptait en 2010, une population de 2.910.000 personnes handicapées, soit 15% de sa population totale qui était elle-même à cette époque estimée à 19 406 100 habitants. On dénombrait dans cette population de handicapés, 42,11% de Sourds et déficients auditifs et 10,9% d'Aveugles et déficients visuels, soit respectivement 1 225 401 et 317 190 personnes handicapées visuelles et auditives, représentant ainsi plus de la moitié des handicapés (53,01%) dans le pays.

La situation des personnes handicapées et/ou en situation de handicap n'est pas très enviable. Les handicapés se retrouvent ainsi dans une situation dans laquelle ils ne peuvent pas naturellement s'assumer socialement et économiquement, et où ils sont considérés comme une charge pour la famille et même pour le reste de la société. Cette perception les isole et augmente leur difficulté à s'insérer socialement et économiquement, malgré certains efforts qui sont déployés par les pouvoirs publics et la société civile pour prendre leurs besoins en compte.

Les principales zones d'exclusion des handicapés se retrouvent dans des domaines tels que l'éducation, la santé, l'emploi, la mobilité ou encore la recherche d'un conjoint. Les handicapés y sont souvent confrontés à plusieurs échecs et la stigmatisation qui les accompagne les font souffrir d'une sous-estimation de leurs capacités physiques et intellectuelles, et appauvrissent leurs potentialités intellectuelles, sociales et psychologiques. Plusieurs handicapés, qu'ils soient mentaux, physiques, instrumentaux ou sociaux éprouvent, du fait de leur situation, des sentiments de malaise par rapport au vécu de leur relation aussi bien avec eux-mêmes qu'avec les autres. Ceci n'est pas sans incidence sur l'appropriation de soi et de la vie, pouvant mener à l'échec de socialisation et le sentiment d'inutilité sociale. Pourtant, il s'agit des personnes vulnérables et/ou à besoins spécifiques qui nécessitent une attention particulière: ce sont des autistes, des trisomiques, les déficients mentaux, les malades et handicapés mentaux, sociaux, etc.

Compte tenu de ce sentiment de malaise du fait de la *différence*, le projet du *vivre ensemble*, pourtant vanté par les pouvoirs publics, s'affaiblit chez les personnes handicapées et/ou en situation de handicap au point de les mettre en situation d'exclusion. Étant donné que les représentations sociétales de la *différence* sont impliquées dans des orientations attitudinales, cette réalité représente un risque réel dans le désir d'intégration sociale. Ces difficultés éprouvées par des personnes en situation de handicap ainsi que la qualité de leur sentiment social posent des questions quant à la problématique du bien-être dans le vivre ensemble aujourd'hui au Cameroun.

La notion de handicap sur le plan social permet de recentrer le débat sur le milieu social, le cadre de vie et les interactions sociales. C'est pourquoi on parle de situation de handicap pour rendre compte des obstacles que rencontre une personne ayant des limitations fonctionnelles dans sa participation sociale. Ici, le handicap est abordé comme un état de déséquilibre entre les aptitudes du handicapé et les exigences de son environnement. Le handicap est de ce fait la différence durable qui désavantage un individu par rapport aux normes sociales des groupes dans lesquels il évolue. Le handicap bouscule donc les habitudes des individus (ceux qui construisent des normes pour établir les différences entre les *aptes* et les *inaptes*), car il se présente comme étant la manifestation de la différence par rapport à une normalité érigée par les représentations sociales. Celles-ci circulent dans les discours, sont portées par les mots, véhiculées par les messages et images médiatiques, cristallisées dans les conduites et les agencements matériels et spatiaux.

Lorsqu'une société définit la normalité par le fait d'être « identique », de ressembler au plus près à un individu prototypique qui représenterait un idéal de société, les conséquences sont eugénistes et inhumaines. La personne à mobilité réduite, le malvoyant, le paralytique, le débile, etc., sont tous considérés *a priori* comme incapables de subvenir à leurs besoins. Et même dans certaines zones du pays, les débiles, les déficients auditifs, les autistes sont la plupart du temps considérés comme inéducables et réduits à de simples prestations familiales, parfois même enchainés comme les animaux.

Les racines culturelles de l'exclusion et de stigmatisation de l'altérité trouvent donc leurs origines dans les représentations sociétales qui marquent les comportements et les attitudes des hommes. En fait, dans l'imagerie populaire, le handicap reste assujetti à des représentations faussées, erronées parfois fantasmées et des valeurs souvent négatives et réductrices ; celui qui est handicapé est associé au manque, à la diminution physique et fonctionnelle mais aussi à l'incapacité. Ces représentations contribuent à l'attribution de caractéristiques à la personne du fait de sa déficience : en fait, la personnalité et le comportement de la personne sont interprétés au regard du handicap.

Malgré cette situation, il faut souligner qu'au Cameroun, des initiatives institutionnelles sont engagées pour la prise en charge des personnes handicapées. Ces initiatives mettent en valeur les mesures prises pour implémenter la prise en charge et la protection des personnes handicapées. Nous pouvons relever entre autres :

- l'octroi d'une carte d'invalidité ;

- l'éducation des personnes handicapées dans des écoles, collèges et lycées et dans les centres d'éducation spécialisée et ce, à travers l'« éducation inclusive » ;
- une exemption à la limite d'âge dans des concours administratifs ;
- une permission à reprendre une classe ;
- une réduction du coût des frais de scolarité et des frais médicaux.

La question qu'on peut se poser ici est de savoir si ces textes ou ces lois sont suffisants pour promouvoir le vivre-ensemble, dans la mesure où ils ne prescrivent nulle part la discipline *Médecine Inclusive* qui aurait pour objectif d'encadrer un personnel médico-sanitaire en langue des signes et la prise en charge du patient sourd par un personnel spécialisé ? De même sur le plan des autres activités sociales, on se pose la question de savoir comment le pasteur, le prêtre ou l'iman, le commerçant et d'autres acteurs sociaux font pour transmettre leurs messages à ceux qui ne parlent pas, ne voient pas, n'entendent pas.

Des modèles théoriques pour penser le handicap dans le contexte qui nous concerne ici s'inscrivent dans la classification de Wood (1980). Il en définit trois niveaux dans une personne:

1. L'organisme (le corps, la dimension biologique) qui supporte une déficience (par exemple, une déficience du nerf auditif).
2. La personne en tant qu'individu (la dimension fonctionnelle) qui supporte une incapacité (par exemple, une incapacité à entendre, à danser, à courir, etc.).
3. La personne en tant qu'être social, sujet psychique. C'est la dimension sociale, dans laquelle on exerce des rôles (être élève, être médecin, être enfant de, être parent, être client, etc.). Ces rôles ne peuvent être joués qu'au sein d'une situation, dans les interactions avec l'environnement. Et c'est à ce troisième niveau que la

personne supporte un désavantage, car c'est par rapport à cette dimension de la personne qu'émergent les situations de handicap ou situations handicapantes.

Le handicap se présente donc comme étant l'impossibilité de tenir les rôles sociaux que tout un chacun est amené à jouer au cours de sa vie. Être handicapé, c'est être empêché dans sa vie sociale. C'est une réalité qui provoque une grande souffrance et s'avère être très préjudiciable, notamment pour les enfants, dans toute la sphère psychologique. En fait le handicap, même s'il découle d'une déficience, demeure aujourd'hui une construction sociale et culturelle. De ce fait, on peut agir à deux niveaux : au niveau de la personne (on peut tenter de guérir une déficience, on peut compenser une incapacité, par des moyens techniques ou par des apprentissages spécifiques comme la langue des signes ou le braille, etc.) et au niveau de l'environnement ou du milieu social, qui se doit d'être adapté de manière à ce que le handicap soit réduit à son minimum.

Le handicap dépend en réalité de la réponse de l'environnement, du fait qu'il s'adapte ou non aux incapacités de la personne, facilite ou non la vie dans la société. Dans cette perspective, être en situation de handicap, c'est être « anormal ». Du coup, dans nos manières de penser, spontanément, on va dire d'une personne qu'elle est handicapée, parce qu'on va lui attribuer une étiquette, en nous référant implicitement et/ou explicitement à une norme, au sens statistique, qui reflète la moyenne des capacités des individus de notre société à faire telle ou telle chose. Normalement, on voit, on marche, on entend, on parle, etc. Mais la normalité dans le sens commun, c'est aussi la bonne santé. Donc, on a tendance à considérer que si être handicapé c'est être anormal, c'est aussi être en mauvaise santé. Les théoriciens ont donc commencé à étudier les composantes de la santé, pour mieux définir le handicap. La santé ne devrait donc plus être définie comme absence de maladie, mais comme une réalité qui intègre tous les aspects fondamentaux de la vie.

En outre, les modèles biologiques du XXème siècle, qui s'attachaient de manière presque exclusive au corps, à l'organisme ont d'abord évolué vers des modèles bio-psycho-sociaux. Aujourd'hui, ils tendent vers le modèle anthropo-socio-cosmo-biologique dans lequel l'individu est considéré non seulement sur le plan médical, organique, mais aussi sur le plan psychologique, avec la notion de qualité de vie, de subjectivité et de santé psychique ; sur le plan social, avec la notion de participation à la vie de la cité, d'attribution de rôles sociaux ; sur le plan anthropologique avec le sens même de son existence dans la société et sur le plan cosmique avec son rapport à la nature en général. Il s'agit donc de prendre en compte toute la dimension subjective de la santé. S'intéresser à la santé des personnes, c'est insister sur tout ce qui peut faciliter le mieux-être, le bien-être. C'est donc prendre en compte toutes les dimensions d'une personne et de son environnement, et non pas seulement son état *biologique*. La distinction des catégories de handicaps pourrait nous montrer que les handicaps ne sont pas les mêmes.

1.2.2. Des catégories de handicaps

Il existe plusieurs catégories de handicaps. Le handicap ne se résume pas à une pathologie ni à une déficience organique ou anatomique. Ces deux facteurs peuvent mener à une incapacité et à une situation handicapante. À partir de ces réalités, nous pouvons distinguer plusieurs catégories de handicaps :

- **Les troubles de santé invalidants**

Ce sont des troubles qui, de par leurs effets sur l'organisme, peuvent générer un handicap, et évoluer dans le temps (Sclérose en plaque, ...). Ils se caractérisent non pas par une limitation d'une fonction motrice, sensorielle ou mentale, mais par une restriction d'activité, en termes de mobilité ou de quantité de travail à fournir, en durée ou en intensité. Exemple : tumeurs cancéreuses, maladies cardio-vasculaires (hypertension artérielle sévère), maladie endocrines (diabète), maladie de l'appareil digestif (rein, foie, intestins), maladie de l'appareil respiratoire (asthme), maladies infectieuses ou parasitaires (VIH) ;

➢ **Handicap mental**

La Classification Internationale des Handicaps (C.I.H. 1988) utilise le terme de *déficience intellectuelle* au lieu de *handicap mental*. Elle le définit comme suit :

« Perturbations du degré de développement des fonctions cognitives telles que la perception, l'attention, la mémoire et la pensée ainsi que leur détérioration à la suite d'un processus pathologique. Les déficiences intellectuelles sont classifiées grâce aux tests mentaux d'aptitude et de connaissance qui mesureraient, d'une part, l'efficience intellectuelle (âge mental et Quotient intellectuel) et, d'autre part, les tests de personnalité centrés essentiellement sur l'exploration des aspects affectifs ».

La CIH décrit trois composantes de déficiences intellectuelles : l'intelligence, la mémoire et la pensée. Elle catégorise les déficiences de l'intelligence de la manière suivante :

- retard mental léger : QI entre 50 et 70

Individus pouvant acquérir des aptitudes pratiques et la lecture ainsi que des notions d'arithmétique grâce à une éducation spécialisée, et que l'on peut amener à une certaine insertion sociale.

- retard mental moyen : QI entre 35 et 49

Individus pouvant acquérir des notions simples de communication, des habitudes d'hygiène, de sécurité élémentaire, une habilité manuelle simple mais, ne pouvant pas acquérir de notion arithmétique ou de lecture.

- retard mental sévère : QI entre 20 et 34

Individus pouvant profiter d'un apprentissage systématique des gestes simples.

- retard mental profond : QI inférieur à 20

Individus susceptibles d'un certain apprentissage par les membres supérieurs, inférieurs et la mastication.

Les éléments mentionnés ci-dessus permettent, lors des recherches, d'établir l'existence d'un lien entre le degré de déficience de l'intelligence et le niveau de prise en charge dans les actes de la vie quotidienne. Le terme générique de handicap mental renferme en principe des catégories qui correspondent aux altérations de catégorie mentale, en l'occurrence le handicap intellectuel : selon l'OMS (2003, p. 203), il résulte d'une « déficience intellectuelle qui se manifeste par une perturbation des degrés de développement des fonctions cognitives, de la perte totale ou partielle de la mémoire ainsi que des troubles affectant la rapidité et l'organisation des processus de pensée ». Les personnes qui ont une déficience intellectuelle sont limitées dans leur capacité d'apprendre, de comprendre ; elles ont des problèmes de jugement, de mémorisation et de concentration ; leurs capacités de raisonnement et d'abstraction sont limitées. Exemples : Autisme, Trisomie 21 ;

➢ **Handicap psychique**

Il est issu d'une déficience du psychisme qui affecte la pensée, les émotions et les comportements. Cette déficience se traduit par : a) une diminution ou une perte de la conscience et de l'état de veille ; b) des troubles de la perception et de l'attention ; c) le dérèglement de l'émotion et de la volition ; d) les perturbations du comportement. Il se définit aussi par l'atteinte d'une pathologie mentale entraînant des troubles mentaux, affectifs et émotionnels, soit une perturbation dans la personnalité, sans pour autant avoir des conséquences sur les fonctions intellectuelles.

La notion de déficience du psychisme est en relation avec d'autres notions telles que la santé mentale ou les troubles mentaux. Tous ces concepts ont trait à l'état d'équilibre psychique et émotionnel de l'individu, dans ses rapports avec lui-même, avec les autres et face aux problèmes de la vie quotidienne. Cet équilibre est relatif et fragile : il peut être altéré occasionnellement ou de façon plus longue et plus sérieuse (Janik, 1997). Exemples : schizophrénie, troubles bipolaires, hypochondriaques, etc. ;

- **Handicap cognitif**

C'est la conséquence de la déficience des grandes fonctions cérébrales supérieures (attention, fonctions exécutives et perceptives, raisonnement, jugement, langage). À ce niveau, les troubles de l'apprentissage font référence à un certain nombre de dysfonctionnement pouvant affecter l'acquisition, l'organisation, la relation, la compréhension ou le traitement des informations verbale et non verbale. Ces dysfonctionnements affectent l'apprentissage chez les personnes qui font preuve d'habiletés intellectuelles essentielles à la pensée ou au raisonnement. Les troubles d'apprentissage varient en degré de sévérité et affectent l'acquisition et l'utilisation du langage oral, du langage écrit, des mathématiques. Ce sont en général les maladies en « dys ».

D'une manière générale, on regroupe sous « troubles dys » les troubles cognitifs spécifiques et les troubles des apprentissages qu'ils induisent. Ces troubles apparaissent au cours du développement de l'enfant, avant ou lors des premiers apprentissages, et persistent à l'âge adulte. Ils ont des répercussions sur la vie scolaire, professionnelle et sociale, et peuvent provoquer un déséquilibre psycho-affectif. Ils sont innés pour la plupart et on peut les regrouper en plusieurs catégories : les troubles spécifiques du langage écrit, communément appelés dysorthographie ; la dyslexie qui est le trouble de l'apprentissage caractérisé par des difficultés pour lire ; les troubles spécifiques du développement du langage oral, communément appelés dysphasie ; les troubles spécifiques du développement moteur et/ou des fonctions visuo-spatiales, communément appelés dyspraxie ; les troubles spécifiques des processus attentionnels et/ou des fonctions exécutives, communément appelés troubles d'attention avec ou sans hyperactivité ; les troubles spécifiques du développement des processus mnésiques et des troubles spécifiques des activités numériques ;

- **Handicap moteur**

Le terme *handicap moteur* est très vaste et, comme pour les autres handicaps, il est impossible de trouver une définition unique. Le dictionnaire du handicap le définit comme suit: « Conséquence d'une atteinte de gravité d'un ou plusieurs membres ». Cela signifie donc que l'on parle d'une grande quantité de handicaps. On peut aussi faire référence ici aux personnes souffrant d'un handicap moteur cérébral. C'est le cas des personnes ayant une Infirmité Motrice Cérébrale (IMC), définie comme une déficience physique liée à des lésions sur un cerveau en maturation. Les pathologies responsables des lésions cérébrales surviennent soit en période prénatale (au cours de la grossesse), soit en période périnatale (lors de l'accouchement) soit en période néonatale (dans les 28 premiers jours de vie) soit, enfin, lors de la petite enfance avant l'âge d'un ou deux ans. Cette définition nous explique de quelle manière une infirmité motrice cérébrale peut apparaître. Mais qu'en est-il des troubles qui en découlent ? En fait, si une lésion cérébrale se produit au cours de la grossesse, lors de la naissance ou dans les premières années de la vie, elle est susceptible de créer, entre autres, des troubles de la motricité. De même, des troubles de l'ouïe, de la vue et de la perception peuvent apparaître à titre de symptômes concomitants. Vu sous cet angle, les troubles cérébraux sont des perturbations de diverses natures d'un processus commandé par notre cerveau. Exemples : Paralysies, amputations, infirmité motrice cérébrale, spina bifida, myopathie ;

- **Le pluri handicap/ polyhandicap**

C'est l'association d'atteintes motrices et/ou sensorielles de même degré, ce qui ne permet pas de déceler l'une plutôt que l'autre en déficience principale. La surdi-cécité (sourds-aveugles) tient une place particulière dans ce type de handicap. Le polyhandicap apparaît pour la première fois dans la littérature spécialisée au début des années 1970 et désigne une catégorie de personnes multi handicapées. Il correspond à l'association de déficiences motrices et intellectuelles sévères associées éventuellement à d'autres déficiences, et entraînant une restriction extrême de l'autonomie. La plupart de ces situations sont liées à des malformations et des maladies affectant le fœtus et l'embryon, ainsi qu'une grande prématurité. En outre, les polyhandicaps sont caractérisés par la présence de handicaps associés. Il s'agit de handicaps graves à expression multiple. Associant déficience motrice et déficience mentale sévère ou profonde, entraînant une restriction sévère de l'autonomie et des possibilités de perception, d'expression et de relation. Le pluri handicap est l'association d'atteintes motrices et/ou sensorielles de même degré, ce qui ne permet pas de déceler l'une plutôt que l'autre en déficience principale ;

- **Handicap sensoriel**

Il fait référence aux difficultés liées aux organes sensoriels. Ainsi, on distingue deux types de handicaps sensoriels : - **Le handicap visuel** qui sous-entend une déficience de la fonction visuelle (Exemples : cécité et malvoyance, amblyopie, achromatopsie...) ; - **Le handicap auditif** qui désigne une perte partielle (mal entendant) ou totale de l'audition. Il peut parfois entraîner des troubles de la parole (Exemple : la surdité) ;

- **Handicap social**

Il s'agit des personnes limitées par rapport à leur participation à la vie sociale ou à leur intégration dans la société. Elles sont en principe désavantagées du fait des situations handicapantes qu'elles traversent. Ce sont des personnes vulnérables et/ou vulnérabilisées par la société, des personnalités maladives ou surdéterminées par des crises émotionnelles, des conflits itératifs, des personnes handicapées et/ou en situation de handicap, des réfugiés et émigrés vulnérabilisées par la cause de leur migration et les conditions culturelles de celle-ci, des enfants placés en institution et en détention, des enfants de la rue, des communautés victimes de catastrophes, des enfants et orphelins vulnérables, des adultes ou parents handicapés mentaux, physiques et sociaux, des enfants vulnérabilisés par leurs proximités avec des parentés elles-mêmes vulnérables, etc. ;

- **Handicap invisible**

Il s'agit d'un type de handicap non détectable, qui ne peut pas être remarqué si la personne concernée n'en parle pas. Le trouble impacte sa qualité de vie.

Au regard de ce qui précède, et faisant la synthèse des différents points de vues développés par le courant médical et le courant anthropologique, on constate avec Pagès (2017) que le handicap peut être inné, acquis, stable ou évolutif. Chaque personne peut être concernée par le handicap, car on se retrouve toujours au moins une fois dans sa vie, dans une situation handicapante et/ou dans un handicap de situation. Cette réalité peut se vérifier au niveau du corps, des capacités, de la subjectivité, des situations de vie, de la situation de handicap et/ou du handicap de situation. On peut revenir ici, sur ces différentes caractéristiques :

✓ **Au niveau du corps et de ses modifications :** les systèmes segmentaires (tête, face, cou, thorax, abdomen et région lombaire, bassin et périnée, membre supérieur droit, membre supérieur gauche, membre inférieur droit, membre supérieur gauche), systèmes généraux (taille, poids, régulation de l'équilibre hydroélectrolytique, régulation du métabolisme, thermorégulation, régulation de la pression artérielle, régulation de l'adaptation au stress, régulation de la croissance et du développement, système neurovégétatif, système hématopoïétique, système immunitaire, génome) ;

✓ **Au niveau des capacités** : *maintien postural* ; *déplacements* (marcher, ramper, capacité à ne pas tomber) ; *préhension* (positionner le membre supérieur dans l'espace, saisir/prendre, lâcher/cesser de prendre) ; communication (audition, vision, langage) ; *cognition et comportements cognitifs* (état de veille et de sommeil, capacités à percevoir et à identifier/gnosies, capacités à se repérer dans l'espace, capacités à se repérer dans le temps, mémoire = capacité à rappeler et/ou à reconnaitre les informations, capacité à organiser le mouvement/savoir-faire gestuel, capacité à utiliser des notions acquises dans les activités conscientes intentionnelles ou sur commande/fonction d'exécution, dynamique de la pensée et de l'action, capacité liée à la perception de soi) ; *affectivité et comportements affectifs* (capacité d'estime de soi/image de soi et émotivité, capacité de sociabilité et d'intégration / projection de soi, capacité de contrôler ses pulsions et ses besoins) ; *contrôle des urines et des matières fécales* ; sexualité et vie amoureuse (sexualité, capacité à procréer) ; capacité à effectuer des efforts physiques ; capacité à résister à des agressions cutanées et/ou muqueuses ; capacité à assurer la propreté autour de soi, capacité à résister aux variations de température ; capacité à mastiquer ; capacité à ingérer les aliments ;

capacité à sentir et à reconnaitre des odeurs ; capacité à percevoir et à reconnaitre le gout d'une substance ; esthétisme et apparence ;

✓ **Au niveau des situations de vie :** les activités habituelles de la vie courante (se nourrir, aller aux toilettes, faire sa toilette, s'habiller et se déshabiller, accéder au lieu de vie et y circuler, réaliser des activités domestiques, accéder aux informations et communiquer sur le lieu de vie, se déplacer à l'extérieur du lieu de vie) ; vie affective, familiale et de proximité sociale (avoir des relations avec sa famille, avoir des relations avec des proches en dehors de sa famille) ; vie de loisir, de détente et d'agrément (avoir des activités de loisirs passifs, avoir des loisirs individuels actifs, pratiquer des loisirs actifs avec d'autres) ; activités communautaires de solidarité et de bénévolat ; étudier, être en formation/scolarisation (type de formation suivie, se déplacer pour se rendre à l'école et revenir) ; exercer ou rechercher une activité professionnelle (se rendre à son lieu de travail, répondre aux exigences du milieu professionnel) ; assurer ses soins (prendre ses médicaments, savoir s'occuper de son corps) ;

✓ **Au niveau de la subjectivité** : attitude face aux circonstances de survenue d'une modification du corps (attitude face aux peurs et effrois ressentis au moment de l'accident causal et à la suite de celui-ci ainsi que les traumatismes qu'il a provoqués, attitude face au sentiment de culpabilité, attitude face à la prise de conscience du caractère définitif de son propre état, attitude face à l'émergence possible d'un sentiment de vengeance) ; perception de son état corporel (attitude face à la sensation d'être différent, attitude face à la nécessité de s'exposer au regard des autres, attitude face au sentiment d'avoir été stigmatisé) ; perception de son état fonctionnel et de ses capacités (attitude face à la sensation d'être diminué/faible, avoir conscience de ses faibles capacités, avoir ou non la capacité d'entreprendre, savoir accepter ses limites) ; perception des situations de vie (attitude face à la sensation d'être exclu/rejeté, acceptation des situations de handicap) ; sentiment vis-à-vis de son état (avoir le désir d'évoluer/d'être motivé, adhérer à un programme de prise en charge et de réadaptation ;

✓ **Au niveau de la situation de handicap et du handicap de situation :** dans la classification actuelle, lorsqu'une personne présente des incapacités de développement, on la définit volontiers comme une personne en situation de handicap. Ce concept ne nous satisfait pas entièrement. En effet, une situation de handicap comporte, dans la dimension individuelle et pour un moment donné, de l'ordre de l'instant, une condition dans laquelle la personne vient à se trouver. Cette désignation sous-entend qu'il faille considérer la personne ayant une incapacité ou une déficience constamment dans une situation nécessairement handicapante. Or, dans la perspective éducative que nous adoptons, une situation doit par définition être considérée dynamique. Caractériser a priori une situation ou une expérience comme handicapante implique une typologie de ces variables. Une situation est composée de toutes les relations concrètes qui, à un instant donné, unissent un sujet ou un groupe au contexte dans lequel il doit vivre et réagir. C'est dans l'interaction que l'individu, par rapport à son groupe de référence, fait l'expérience d'une situation. Sa réalité n'est pas celle d'une situation de handicap déterminée dans l'absolu. Le handicap est donc le résultat d'une confrontation entre l'incapacité de la personne et la situation environnementale. Il s'agit d'un handicap de situation, soit vécu directement par l'individu, soit par rapport à un groupe de référence: une personne est handicapée non pas dans l'absolu, mais par rapport à quelque chose. Nous préférons donc, dans ce cadre, la notion de handicap de situation à celle de situation de handicap car elle fournit les ingrédients de l'interaction éducative.

CHAPITRE 2 : CORPS ET PSYCHOPATHOLOGIE : DU SCHÉMA CORPOREL À L'IMAGE DU CORPS

Le corps occupe une place importante dans les recherches en psychopathologie clinique. La profusion des intérêts portés aux représentations du corps en indique l'importance. Cette notion connaît des différences d'approche, de vocabulaire, de questionnement et des divergences théoriques. Toutes ces contributions apportent des dimensions complémentaires dans la compréhension et l'appréhension de cette notion. Lorsque nous parlons du corps en psychologie, nous faisons référence aux notions de schéma corporel et d'image du corps. La notion de schéma est liée à une forme de croquis que l'on peut dessiner et bien voir. L'image quant à elle renvoie au reflet qu'une projection dégage dans une surface particulière. Les notions de schéma et d'image corporels ont fait l'objet de nombreuses recherches. Nous allons, dans les lignes qui suivent, donner d'une manière non exhaustive, quelques-unes des approches se rapportant à ces concepts. À ce sujet, nous allons nous intéresser ici à un certain nombre de points de vue qui rendent compte de la représentation du corps : le point de vue philosophique, le point de vue neuropsychologique et le point de vue psychanalytique.

2.1. Schéma corporel et image du corps

Les deux concepts sont importants en psychopathologie. Ils diffèrent l'un de l'autre par la nature de l'interprétation et le sens que l'on accorde aux notions de schéma et d'image dans un contexte donné.

2.1.1. Schéma corporel

Pour mieux saisir le schéma corporel, il faut d'abord comprendre ce qu'est le schéma. En effet, le schéma est un dessin, un tracé figurant les éléments essentiels d'un objet, d'un ensemble complexe, d'un phénomène, d'un processus et destiné à faire comprendre sa conformation et/ou son fonctionnement. Cette approche du schéma en général nous permet de comprendre que le schéma corporel est une pure forme corporelle. Il trouve son unité dans la synthèse de la perception, au-delà de la confusion multiple des sens. Il se situe dans la relation de la perception et des sensations. La perception ne doit pas être confondue avec la vision, car la vue condamne le sujet à ne pas voir tout son corps.

En fait, c'est la représentation que chacun se fait de son corps et qui lui sert de repère dans l'espace, cette représentation est fondée sur des données sensorielles et sensitives multiples, proprioceptives et extéroceptives. À titre d'exemple, nous pouvons dire que lorsque l'enfant s'oriente dans l'espace en partant de son corps, il découvre ce corps et le situe dans l'espace avec les autres objets, établissant un ensemble de relations de réciprocité entre ses propres mouvements et ceux de l'extérieur.

2.1.2. Image du corps

Une image est une représentation mentale d'une personne ou d'une chose. L'image du corps est donc la manière dont le sujet perçoit son propre corps, car celui-ci ne peut jamais être appréhendé en lui-même, dans son contenu matériel : il est une image. L'image du corps se réfère au corps imaginaire. Contrairement au corps réel ou schéma corporel, l'image du corps est la façon dont le sujet se représente son corps. Elle est chargée d'affectivité et se construit à partir des souvenirs, des émotions, de l'investissement des parents et des proches. L'image corporelle désigne la perception systématique, cognitive et affective, consciente et inconsciente, qu'un individu a de son corps. C'est la perception qu'il acquiert au cours de son développement et à travers ses relations sociales. L'image corporelle est un construit complexe qui fait appel à divers aspects individuels (psychologique, somatique, neurologique, etc.) et qui est fortement influencé par l'environnement. Puisque l'image corporelle est un facteur de modélisation du concept de soi, une modification de cette perception, observée par exemple chez les personnes handicapées et/ou en situation de handicap influencera l'auto évaluation, donc l'estime de soi.

L'image du corps est aussi dans le champ de la perception mais elle procède également de la mémoire. Il y a donc une mémoire du corps et l'image du corps assure une continuité entre une quantité de souvenirs accumulés. L'image du corps se remplit de la mémoire du corps. Elle est, à ce sujet, la perception actuelle que l'on a de son corps puissant.

Pour Freud (1914/1997), l'image du corps est libidinale, car elle permet au Moi de se constituer dans le narcissisme. L'étayage des pulsions utilise l'image du corps comme catalyseur, et unificateur afin de renforcer les instances du Moi. L'enfant éprouve du plaisir à construire son propre corps, en se frottant à son environnement et en entrant en contact avec ses pairs. Puisque l'enfant s'épanouit à travers le jeu, il éprouve du plaisir dans les différents jeux auxquels il participe, ce qui lui permet au cours de son développement de se comprendre et de s'orienter dans l'univers. C'est pourquoi, Freud cherche à rendre compte du rôle du corps dans la relation moi-objet et de sa constitution par le jeu des perceptions internes et externes. Freud (1914/1997) pense que le propre de l'individu est avant tout sa surface qui constitue une source d'où peuvent émaner les perceptions internes et externes. Car, le corps est objet étranger jusqu'au moment où l'organisation psycho-physiologique du *moi*, aura permis qu'il y ait une représentation en général. Selon lui, l'imaginaire repose sur l'unité du corps propre.

En réalité, l'image du corps est mentale, elle a un pouvoir structurant, car l'aliénation du Moi peut se présenter sous une forme virtuelle, un imaginaire spécifique à l'organisation du corps humain. L'image spéculaire présente à l'enfant son *double*. En définissant le stade du miroir, Lacan (1966) a cherché à renouveler la théorie des stades freudiens du développement de l'enfant en proposant une nouvelle approche synthétique et dynamique. Le premier postulat est le suivant: l'image informe autrement le sujet de l'induction nerveuse et physiologique. L'assimilation de l'information n'est pas réelle mais virtuelle et imaginaire. L'image a une puissance de représentation. L'imitation est insuffisante pour rendre compte de l'identification. Elle se présente comme une image approximative du modèle, alors que l'identification par l'image est l'assimilation. C'est en cela que l'imitation se sépare de l'identification, car l'imitation exige la présence de son modèle alors que l'identification nécessite son absence. Le *stade du miroir* permet la représentation de l'unité du corps humain.

Chez l'enfant hyperactif, le dysfonctionnent cérébral, dès la formation intra-utérine, empêche la constitution de ce processus, raison pour laquelle il ne pourra pas ou aura des difficultés à percevoir son corps, étant donné qu'il est dispersé.

2.2. Corps, vécu corporel et corporisation

Le corps qui est une infrastructure biologique permet à l'être humain d'être lui-même, de se reconnaître dans ses caractéristiques humaines et se présenter à autrui avec tous les aspects qui concourent à la dynamique corporelle. Lorsque l'enfant se reconnaît dans le miroir, il a une représentation de son corps distincte des sensations internes et de sa motricité car l'image est extérieure à lui. L'enfant a de lui-même une image semblable à celle qu'il a des autres corps, hors de lui, dans le monde: un corps parmi d'autres. Le miroir assure la coordination motrice en totalisant l'image des membres disjoints ; c'est donc l'image qui engendre le moi de l'enfant et, par là même elle perd son statut de reflet passif. Il y a donc passage d'une image à l'ego par un imaginaire illusoire.

En effet, les sensations propres aux premières relations ne sont pas inscrites dans des engrammes cérébraux: le corps humain pense et sa première activité réflexive est celle de séparer l'objet Réel, c'est-à-dire la sensation interne du corps, d'avec l'image, sous forme mnésique. L'imago maternelle est la forme primordiale que perçoit l'enfant sous la forme du visage de sa mère. Cette perception de la forme du semblable est la condition de l'imitation (du sourire, par exemple). Cette perception de la forme extérieure du semblable, permet l'unité mentale grâce à l'unité affective qui transforme l'imago en image. Il y a donc un décalage entre le vécu corporel et la représentation de celui-ci. La genèse du moi, dépend donc d'un développement corporel et le stade du miroir est l'expérience humaine de la constitution du corps par l'image. Ainsi, la relation mère-enfant est primordiale dans la formation du moi de l'enfant, l'absence de ces moments entraîne une défaillance du moi chez l'enfant.

Pour l'enfant, l'illusion est optique. Donc l'image du corps propre ne peut se construire qu'en s'extériorisant et la force de cette image est d'obliger le moi à comprendre son unité comme unité psychique, et non pas organique. Il y a une différence, dès lors, entre le vécu visuel et le vécu imaginaire. L'enfant se sait sujet lorsqu'il intègre cette image irréelle à son schéma corporel, comme la représentation mentale d'une totalité qu'il ne peut percevoir. La nécessité de rencontrer autrui aide l'enfant à constituer sa limite et définir son corps propre. L'homme affirme les propriétés psychiques de son corps, lorsqu'il crée une sorte de dépendance. C'est pourquoi l'enfant en jouant avec ses pairs, en explorant son espace et en se découvrant, localise sa frontière et construit lui-même son propre moi.

Le phénomène de corporisation peut se comprendre dans la différence entre le corps naturel et le corps humain. Elle réside dans la sensibilité qui fait partie du fonctionnement actif de la chair et des organes charnels, comme étant une partie intégrante de toute expérience des corps. Le corps est présence au monde, cela s'appelle la corporisation. C'est aussi l'unification que l'on ressent, lorsque l'on transforme la perception en mode d'action. Ainsi, l'enfant étant en mouvement, en s'exerçant, en s'orientant, en structurant son espace, en manipulant, en jouant participe à l'unification de son corps.

L'enfant construit son propre moi dans sa relation avec ses pairs, autour des activités ludiques et récréatives, en manipulant les objets qui sont autour de lui. C'est donc par l'intermédiaire d'autrui que le corps propre accède au statut d'objet perçu. L'expérience du corps nous montre que la conscience du corps est une expérience du corps qui exprime une communication intérieure avec le monde, les choses et les autres. Le corps ne peut pas être objectivé ni objectivant, sans exercer une fonction de reconnaissance. Le corps propre exprime une manière particulière de se projeter et d'exister dans le monde. C'est le terrain commun, qui réunit physique et psychique.

Ce que nous ressentons de l'intérieur de notre corps, se représente à travers notre conduite. Nous pouvons dire à ce sujet que l'enfant exprime sa pensée à travers sa façon de réagir dans l'environnement qu'il explore. La mise à distance du corps propre est impossible. Ceci permet de comprendre que notre corps sensible et mobile est profondément impliqué dans l'acte de connaissance de la notion du corps propre.

Le corps propre

Le corps c'est non seulement l'enveloppe corporelle charnelle, mais aussi l'arsenal physiologique. Le corps implique aussi : ce qui va avec le corps, c'est-à-dire le vêtement ; les aspects dimensionnés du corps et dimensionnant le corps dans la relation entre celui-ci et l'altérité.

Du point de vue métapsychologique, le corps propre doit alors être compris ici comme un évènement psychologique et narcissique majeur. Car il implique les réponses attitudinales et comportementales en accord avec la conduite chez le sujet. Le corps propre implique et exprime ainsi toutes ces réponses et comportements à forme corporelle et qui montrent la tendance plus ou moins forte et présente chez un sujet à fonctionner selon des registres qui n'engagent pas beaucoup de médiations intellectuelles sur les plans affectifs, cognitifs et conatifs. Le sujet a tendance à avoir des réponses basiques qu'on peut qualifier de non réfléchies, d'irréfléchies, de primaires et primitives. Toutes celles-ci revêtent leur sens à partir de l'ontologie, de l'histoire et de la géographie corporelle du sujet, telles qu'elles apparaissent et transparaissent dans ses comportements, attitudes et postures, dans les formes et contenus de son imaginaire recueilli ou non par des techniques projectives, en fonction de ses aptitudes plus ou moins avérées à atteindre des niveaux de symbolisation élevés.

Le corps propre est donc le concept d'un corps qui se décompense, qui suit et qui créé des décompensations. On pourrait même le restituer comme celui de la subjectivité et de l'intersubjectivité qui est mobilisé dans l'agir expressif de l'ordre érotique. Les failles de ce corps érotique seraient la conséquence de l'histoire des relations aux parents et particulièrement à la capacité des parents à jouer avec ce corps. Les registres sur lesquels ils ne peuvent jouer, les amènent à réagir par la violence, en laissant des traces durables sur le corps de l'enfant ; traces qui prennent la forme d'impotences partielles. C'est la *forclusion de la fonction* qui signifie que cette fonction demeure en dehors de l'ordre érotique. En d'autres termes, il y a échec de la *subversion libidinale* d'une fonction biologique. Dès lors, la décompensation somatique surviendrait si le sujet est dans l'obligation de mobiliser la fonction forclose à la sollicitation de l'autre.

Il existe un lien indissoluble entre le corps propre et la verbalisation. Ceci en souligne toute l'importance. Toutefois, les langages les plus archaïques qui reposent sur des modalités animales innées, que l'on retrouve chez les nourrissons et l'enfant ne nécessitent pas des processus du vécu symbolique élaborés. C'est le cas des réponses analogiques chez le nourrisson et chez l'enfant. Lorsqu'un enfant est malade, il peut s'exprimer et l'exprimer par des réponses corporelles, comme s'il n'était en réalité que somatique. Ceci rappelle les processus biologiques de sensibilités rapportés et la pensée syncrétique chez l'enfant. C'est celle-ci qui permet de comprendre que les gribouillages chez l'enfant peuvent être évocateurs d'une pluralité de troubles.

La réponse corporelle psychopulsionnelle semble donc correspondre aux processus de représentation de chose. Le registre corporel se rapproche ici du fonctionnement de l'imaginaire dans le rêve. Ici, le trouble corporel peut être pris par analogie comme le mythe d'un corps rêvé dans l'hystérie de conversion. C'est l'absence des conversions qui explique que le trouble corporel dans la psychosomatique traduit l'existence de décharge d'angoisses non mentalisés. Les symptômes névrotiques, par des conduites répétitives symboliques qui visent à neutraliser l'angoisse, représentent donc une tentative d'ajustement entre la satisfaction pulsionnelle et la sécurité du Moi : ils spécifient une élaboration psychologique du conflit. Avec la réalisation manifeste du symptôme, le signifiant, le névrosé réussit à atteindre une certaine détente de la tension inconsciente latente, le signifié : c'est le bénéfice primaire de la névrose.

2.3. Historique des premières réflexions sur la représentation de la corporéité

La littérature scientifique a consacré une place importante aux concepts d'image du corps et de schéma corporel. En effet, ces concepts sont utilisés dans de nombreuses disciplines scientifiques. Les premières définitions datent du dix-neuvième siècle pour la neurologie qui parle du schéma corporel et pour la psychanalyse et la psychologie qui utilisent le terme d'image du corps. À travers le schéma corporel, les neurologues ont appris à décrire les manifestations pathologiques des modifications de la perception du corps qui font suite à des lésions du système nerveux central et périphérique. À travers l'image du corps, les spécialistes de la psychologie et de la psychanalyse ont voulu rendre compte de diverses manifestations psychopathologiques dans lesquelles, la conscience du corps est atteinte. La réalité clinique oblige à penser au corps de façon complexe et articulée. À ce niveau, il faut bien distinguer le lien ou la différence qui transparaît dans les termes schéma et image à propos du corps.

Etant donné que les premières réflexions sur la représentation de la corporéité apparaissent dans le domaine de la neurologie, il faut entreprendre par la suite le cheminement entre réalité neurologique du schéma corporel et la réalité psychique de l'image du corps, car il est impossible de rompre artificiellement l'unicité de l'individu. La littérature scientifique nous indique, selon Corraze (1973), que ce sont les anglais Henry Head et Gordon Holmes qui ont été les premiers à utiliser le terme de *schéma corporel* en 1911-1912. Pour eux, le schéma postural est la recognition des postures de notre corps et de ses parties. Il existerait ainsi un schéma périphérique pour la localisation des contacts cutanés. Ce schéma démontrerait l'image tridimensionnelle du corps.

Pour d'autres auteurs, le terme schéma corporel a été conçu pour la première fois par le français Pierre Bonnier en 1893, dans son livre intitulé *vertiges,* dans lequel il introduit le critère topologique, en définissant le schéma corporel comme une représentation permanente, c'est-à-dire une figuration spatiale du corps et des objets. C'est donc à travers ce schéma que nous nous orientons objectivement dans le monde et subjectivement sur la localisation des différentes parties de notre corps. Le corps est donc le système de référence par excellence permettant de construire l'espace et de situer les objets externes car les relations spatiales s'organisent autour du corps.

En 1908, Arnold Pick parle de *Körperschema* et se réfère, à travers le terme *auto-topoagnosie*, à un plan du corps qui nous informe en continu, donc d'une manière dynamique, sur la position de notre corps. Il parle d'une image du corps qui met en évidence la fonction visuelle. Cette image du corps se crée chez l'enfant progressivement comme une sorte d'échafaudage auquel se réfère la conscience de sa corporéité. Cette conception dynamique permet le renforcement de la cénesthésie. On a mis l'accent ici sur la sensation qui, partant des parties les plus internes et incontrôlables de notre organisme, arrivent au sensorium en donnant le sens (le sentiment) de notre corps.

Si les anglais Henry Head et Gordon Holmes ainsi que les français Bonnier et Pick ont fait naître le concept de schéma corporel, il faut dire que c'est le médecin allemand Schilder qui a le mieux maîtrisé l'argument. En effet, il a créé une synthèse entre la neurologie, la psychanalyse, la psychologie, l'anthropologie et la sociologie. Son but était d'avoir une vision globale du corps humain surmontant ainsi la division cartésienne entre le corps et l'esprit. Pour Schilder, les troubles manifestés chez les sujets névrotiques, comme le syndrome du membre fantôme par exemple, représentent une sorte de lien entre le somatique et le psychique. Il a indifféremment utilisé le terme de schéma corporel et celui de l'image du corps : l'image du corps est le cadre mental de notre corps, c'est-à-dire la façon dont le corps apparaît à nous-mêmes et le schéma corporel quant à lui, est l'image tridimensionnelle et neurologique de nous-même. C'est ainsi que Schilder a pu parler de schéma corporel en termes d'image du corps. En parlant de l'expérience immédiate de l'existence d'une unité corporelle, il précise qu'elle est une simple perception, un tout qui n'est pas identifié avec la somme des parties. Le schéma corporel est en constante évolution ; il est lié à tous les schémas et aux représentations mentales.

2.4. Approche neurologique du corps

L'individu, qu'il soit normal ou pas, entretient des rapports multiples avec son corps. Ce dernier est un instrument d'action sur le monde. Le rapport entre l'individu et le milieu passe par la mise en œuvre de mouvements intentionnels qui disposent et actualisent des informations concernant le corps en lui-même, l'environnement et l'interaction sujet-milieu pour atteindre le but fixé. Ceci permet d'intégrer les informations sensorielles en provenance de diverses modalités (visuelles, proprioceptives, auditives). Par ailleurs, il est aussi la source de représentations qui vont de la perception de l'apparence physique (attirance, beauté de l'apparence physique) à celle des différentes parties qui la composent.

Dès le début du XXème siècle, les concepts de schéma corporel et d'image du corps ont permis de mieux caractériser les troubles qui rendent compte des relations entretenues par un individu avec son propre corps. Mais quelles différences pouvons-nous établir entre ces notions ?

2.4.1. Différence entre schéma corporel et image du corps

Évoquons tout d'abord les informations visuelles ou proprioceptives concernant le corps. En effet, si je regarde mon pouce ou si, fermant les yeux je m'attache à déterminer les sensations qui en proviennent, je n'ai aucunement besoin de faire appel au schéma corporel ou à l'image du corps pour rendre compte du phénomène en jeu. Par contre, lorsque j'effectue un mouvement de ce pouce, conjointement avec l'index, en direction d'une partie de l'espace pour attraper un objet, ou si, fermant à nouveau les yeux je cherche à visualiser la forme de ce pouce et à me demander l'image que j'en ai, les concepts en question retrouvent leur utilité.

La différence entre le schéma corporel et l'image du corps s'appuie sur une analogie du système visuel en termes de fonctions et de corrélats neuroanatomiques. Pour parvenir à cette différenciation, évoquons les aspects des voies cérébrales liées au système visuel étudié par Albaret (2012) identifié chez le macaque et chez l'homme et permettant la localisation et la reconnaissance des formes. Le système de locomotion qui sert au contrôle de l'action et participe avec le cortex prémoteur à l'organisation des mouvements empreinte la voie dorsale (cortex occipital et cortex pariétal postérieur). Le système de reconnaissance, nécessaire à la perception des stimuli empreinte la voie ventrale (cortex occipital et cortex temporal).

Milner et Goodate (1995) ont modifié la définition des deux voies dorsale et ventrale pour mettre l'accent sur la manière dont l'information est transformée en vue de son utilisation. La voie dorsale transformerait donc l'information visuelle à l'aide d'un référentiel égocentrique afin de préparer l'exécution d'une action, alors que la voie ventrale traiterait les caractéristiques des objets pour des représentations à long terme en utilisant plusieurs référentiels. L'alternative consistant à dépasser la dichotomie et renforcer le lien perception-action et affordance consiste à envisager une division de la voie dorsale en une voie dorsale-dorsale dédiée à la perception des actions motrices et une voie dorsale-ventrale ayant un rôle global sur le plan spatial avec une implication dans plusieurs fonctions perceptivo-motrices.

La distinction entre système de localisation et perception des formes recouvre l'espace des lieux et l'espace des formes. Elle peut bien être appliquée aux rapports du sujet avec son propre corps et conduire à la distinction entre corps situé, localisé comme objet perçu dans un certain espace orienté et corps identifié dans sa forme et contenu de ses surfaces limitantes. Le schéma corporel (système de localisation) correspond à un ensemble de représentations pour l'action et répond à la question « où ? » : où sont les membres et où est la cible de l'action ? Dans la question comment, on veut savoir comment utiliser l'ensemble du corps pour réaliser un but fixé ; comment atteindre un point du corps. Ceci fournit des informations sur la posture et les coordonnées spatiales des différentes parties du corps. Ainsi, on peut savoir comment se déplacer, saisir les objets. En réalité, le corps est constitué à partir de l'intégration des différentes entrées sensorielles et motrices qui concourent à la genèse de l'action (informations proprioceptives, tactiles, vestibulaires et visuelles).

L'image du corps (système de perception des formes) sert à l'identification et à la reconnaissance du corps et répond à la question quoi (quel corps suis-je ? quelles sont les particularités de mon corps et de mon apparence corporelle ?) Elle regorge des perceptions et des attitudes à l'égard de son corps, s'exprimant par des pensées, des convictions, des sentiments et comportements. Elle tient compte de la satisfaction ou de l'insatisfaction de l'image du corps et son investissement qui peut avoir des conséquences à la fois comportementales, cognitives et affectives. L'image du corps est influencée par des facteurs socioculturels, psychologiques et biologiques.

Selon les travaux de Gallager (2005, p.24), le schéma corporel est un « système de capacités sensori-motrices qui fonctionne sans conscience ou nécessité d'un contrôle perceptif » et l'image du corps est un « système de perceptions d'attitudes et de croyances se rapportant à son corps propre ». La mise en évidence de cette distinction, d'un point de vue neuropsychologique, s'appuie sur la double dissociation dans une conception modulaire des fonctions cognitives et l'altération différentielle de ces modules en fonction du type de lésion. Des expériences ont permis à Paillard (1999) de faire état du cas d'un patient désafférenté qui ne reçoit plus d'informations tactiles ou proprioceptives au niveau de son corps tout en restant capable de détecter, de localiser verbalement et de situer sur un dessin du corps les sensations de chaud et de froid alors qu'il est dans l'incapacité, sans la vue, de montrer avec sa main la partie de son corps qui a été touchée.

Le discours scientifique sur le corps a conduit à l'utilisation d'un certain nombre de termes : corps agi ou agissant, corps perçu, corps connu, corps reconnu, corps représenté, corps vécu. Dans cette perspective, Corraze (2009) distingue, en ce qui concerne le schéma corporel, les éléments suivants : l'espace corporel qui est « l'espace sur lequel le sujet localise les points qu'il est capable d'atteindre » (p. 174). Dans ce sens, sur la base des critères sensori-moteurs et d'arguments neuro anatomiques, l'espace péri personnel permet de distinguer :

- Un espace extra personnel basé sur les informations visuelles et auditives issues de l'environnement éloigné ;
- Un espace d'atteinte (péri-personnel) dont le rayon est la distance à laquelle un objet peut être atteint ;
- Un espace personnel (corps propre) dont la représentation s'élabore à partir des informations proprioceptives et tactiles avec la participation des entrées visuelles.

Pour l'image du corps, Corraze (2009) estime qu'il recouvre plusieurs aspects :

- ✓ La perception directe du corps en tant que forme qui, par définition, ne peut être qu'incomplète puisqu'on ne peut avoir une perception globale et simultanée de notre corps ;
- ✓ L'image spéculaire telle qu'elle est renvoyée par le miroir ;
- ✓ Le corps propre construit qui correspond à l'auto portrait dans le domaine artistique et au dessin du bonhomme dans la clinique ;
- ✓ L'image du corps valorisée au niveau culturel et les sentiments d'insatisfaction qui y sont liés.

Les images partielles que le sujet a de son corps se caractérisent par leur impression et par une pauvreté des détails.

En réalité, la notion de corps que nous acquérons par expérience est une silhouette d'ensemble plutôt qu'une reproduction fidèle. Pour s'en convaincre, il suffit de fermer les yeux un instant et d'imaginer une partie du corps comme le bras ; l'image ainsi formée n'est qu'une version appauvrie de la réalité.

D'autres auteurs comme Schwoebel et Coslett, (2005) pensent que l'image du corps peut être subdivisée en une représentation sémantique qui regroupe la connaissance des parties du corps et leur fonction ainsi que les relations avec les objets, et une dimension Visio spatiale qui est une sorte de carte topologique définissant les limites des parties du corps et leur relation de proximité. L'évaluation du schéma corporel peut insister sur la mise en rapport des différentes parties du corps par rapport à la dimension Visio constructive et somatognosique. Les mesures de dépendance-indépendance à l'égard du champ constituent une mesure de la prépondérance des informations visuelles sur les informations somesthésiques en termes de style cognitif. Par rapport à l'image du corps, plusieurs échelles portent sur le degré de satisfaction corporelle, les sentiments à l'égard du corps et sur la perception des dimensions du corps et les perturbations de l'image du corps. Il existe aussi des outils spécifiques à l'égard de certaines maladies comme le cancer ainsi que les troubles des conduites alimentaires.

D'autres auteurs à l'instar de Le Boulch (1984) considèrent le schéma corporel ou l'image comme une intuition d'ensemble ou une connaissance immédiate que l'on a du propre corps, en position statique et en mouvement, en rapport aux différentes parties entre elles, et surtout dans les rapports avec l'espace et les objets qui nous entourent. L'approche développée par Aucouturier (1982) montre l'existence d'une sorte de superposition des images du corps. En surface, le corps instrumental se réfère à l'équilibre, à la coordination générale, à la coordination œil-main et à la latéralité. Au-dessus se trouve le substrat cognitif lié à la motricité volontaire, à l'action, aux expériences initialement sensori-motrices puis perceptives motrices, suivi du schéma corporel, où se trouve l'organisation spatio-temporelle. Vient ensuite l'organisation tonique, involontaire, spontanée, liée aux pulsions, aux conflits relationnels, à l'inconscient. Enfin, au niveau le plus profond de la personnalité, se trouvent les fantômes corporels liés au vécu imaginaire du corps dans sa relation avec l'autre et avec le monde : c'est l'imaginaire inconscient qui influence toute la vie relationnelle.

Pour Giromini (2004, p. 33-34) il existe une distinction entre le schéma corporel et l'image du corps : « le schéma corporel est ainsi une pure forme corporelle. Il trouve son unité dans la synthèse de la perception, au-delà de la confusion multiple de sens. Il se situe dans la relation de la perception et des sensations et la perception ne doit pas être confondue avec la vision, car la vue condamne le sujet à ne pas voir tout son corps. Le corps propre ne peut s'originer que dans le toucher, par la localisation des sensations comme telles. Le toucher est l'organe constituant du corps propre. (…) le toucher est le mode originaire de constitution du corps propre. Le toucher est le modèle de relation-affection au monde, une disponibilité qui se transforme en détermination. Ces groupes de sensations sont insérés dans la sphère de l'affect et participent à l'activité relationnelle avec le monde. Tous ces groupes de sensations ont, en tant qu'impressions sensibles, une localisation somatique immédiate. Cette couche de sensation forme le tissu du corps propre à tel point qu'ils permettent de découvrir de façon évidente la chaire, c'est-à-dire la relation de soi-même à soi-même ».

Selon la thèse neuropsychologique, les notions de schéma corporel, d'image de corps et de conscience corporelle sont décrites comme des constructions mentales qui incluent des impressions sensitives, des perceptions et des idées sur l'organisation dynamique du corps et ses relations au corps des autres. Dans ce contexte, le schéma corporel n'est pas une simple perception du corps, il comprend aussi des composantes mnémoniques et imaginaires. La capacité du nouveau-né à imiter les mouvements montre une connaissance implicite de la nature du corps, anticipant le schéma corporel adulte. Cette vision montre que le schéma corporel peut inclure les objets non-corporels qui ont une relation systématique, temporaire et contingente avec le corps. Il s'agit des vêtements, des ornements et d'autres objets de luxe.

Par ailleurs, le schéma corporel possède des aspects dynamiques se manifestant au niveau des sensations spontanées ressenties par une partie du corps perdu, comme c'est le cas du membre fantôme. Pour cela, les mécanismes du schéma corporel présentent plasticité et stabilité : plasticité dans la mesure où les régions cérébrales privées de leurs inputs naturels par leurs parties du corps deviennent réactives aux parties du corps ; stabilité parce que les zones du cerveau se représentent de façon permanente les parties corporelles correspondantes dans la conscience. Pour Berlucchi et Aglioti (2009, p. 26), le schéma corporel semble impliqué dans l'interaction avec le milieu, avec le corps qui devient notre perspective matérielle sur le monde externe. L'image du corps, quant à elle, est impliquée dans le sens de propriété du corps et d'auto-conscience. En fait, l'image du corps d'une personne est présente dans la conscience même si les stimulations du schéma corporel envers l'image du corps peuvent influencer la perception de l'espace, des objets et l'action intentionnelle.

Comme nous sommes en train de le préciser, il existe une différence entre l'image du corps et le schéma corporel. L'image du corps se réfère à un système de croyances, d'expériences et d'attitudes du corps. Dans les études sur cette notion, on distingue trois éléments essentiels :

- L'expérience perceptive de la partie du sujet du propre corps ;
- La compréhension conceptuelle du sujet corporel ;
- L'attitude émotionnelle du sujet vers son propre corps.

Or, ce que nous devons savoir est que les aspects conceptuels et émotionnels de l'image du corps sont influencés par des facteurs culturels et interpersonnels. Par contre, le schéma corporel comprend :

- Le système des processus qui règlent la posture et les mouvements pour favoriser l'action intentionnelle ;
- Notre conscience préréflexive du corps.

Cette distinction nous montre que nous devenons explicitement conscients du propre corps à travers l'attention perceptive qui guide le mouvement, la posture et l'expérience cinesthésique. Cette conscience constitue les aspects de l'image du propre corps et présuppose une participation tacite du schéma corporel. Au niveau comportemental, nous pouvons constater que l'image du corps a un effet sur les performances motrices et posturales du schéma corporel. C'est la raison pour laquelle il faut avoir une bonne connaissance de soi, à travers la maîtrise de son schéma corporel qui est élaboré à partir des sensations des limites corporelles, des possibilités motrices et des perceptions provenant de l'environnement. La capacité de nommer et d'utiliser les termes corporels et d'avoir une représentation mentale du corps peut permettre à une personne en situation de handicap de se représenter symboliquement son schéma corporel. Le test du bonhomme nous montre quelques exemples.

Le corps tonique est le médiateur de la représentation car il permet la projection d'une dynamique et la création de l'imaginaire corporel, c'est-à-dire, la représentation du corps créé grâce aux expériences tonico-affectives : « cet imaginaire corporel se fonde sur l'équilibre qui s'établit entre le schéma corporel qui donne des repères objectifs spatio-temporels et un code commun, et des analyseurs subjectifs de pression, de tension, de détente des organes internes qui sont liés aux états affectifs et émotionnels. La représentation du corps est une médiation entre l'imaginaire et la perception réelle » (Reinalter Ponsin, 2011, p. 203). La latéralité a un rôle organisateur du schéma corporel. La représentation des hémicorps permet au sujet une meilleure orientation du corps dans l'espace. Étant un concept dynamique, l'image du corps tient compte des échanges et des interactions entre l'intérieur, l'extérieur et l'autre, intégrant et mémorisant les expériences successives, affectives et temporo-spatiales.

Dans la même perspective, la théorie de l'image composite du corps proposée par Pireyre (2011) présente une image formée par divers éléments pouvant revenir, séparément, à la conscience : « ces éléments sont : la continuité d'existence (image de base de Dolto) ; l'identité (image fonctionnelle) ; l'identité sexuée (image érogène) ; la peau ; la sensibilité somato-viscérale ; le tonus ; l'intérieur du corps ; les capacités communicationnelles du corps ; les angoisses corporelles archaïques » Pireyre (2011, p. 217). Nous comprenons donc que le schéma corporel subit une influence du contexte interculturel dans lequel le sujet vit. Qu'en sera-t-il de la conscience du corps ?

2.4.2. La conscience du corps

La conscience du corps se réfère à la perception, à la connaissance et à l'évaluation de notre corps et de celui d'autrui. Les approches cognitivistes ont étudié le comportement intelligent indépendamment du corps. Les neurosciences considèrent le corps représenté dans le cortex somato-sensoriel et non dans le corps tout entier. Leur approche s'oppose ainsi au dualisme cartésien, même comme certains philosophes à l'instar de Merleau Ponty se sont interrogés sur la corporéité en montrant par exemple la faiblesse théorique de la dichotomie cartésienne. Dans ce sens, Janet avait même affirmé que l'homme pense avec tout son corps et pas seulement avec la tête : il pense avec ses mains, ses pieds, ses oreilles, aussi bien qu'avec son cerveau. Pour Ajuriaguerra (1964), découvrir qu'il existe une relation entre l'évolution cognitive et la connaissance du corps ne signifie pas mettre de côté la question de la connaissance affective. Les travaux sur la conscience ont permis de bien comprendre les notions suivantes : la douleur, la perception, l'attention, l'état d'éveil, la connaissance, l'émotion et l'intelligence. L'essor de la cybernétique a relancé les anciens débats sur la similitude et les différences entre l'homme et la bête, entre l'homme civilisé et l'homme sauvage, entre le cerveau humain et la machine.

Les interrelations entre le corps et l'esprit montrent qu'il n'existe pas de cognition sans corporéité. Damasio (1995, p. 334) a montré que les sentiments influencent fortement la raison ; les systèmes cérébraux nécessaires pour les sentiments sont combinés avec ceux qui sont nécessaires pour la raison et ces systèmes sont liés à ceux qui régissent le corps. Ainsi, le moindre arrêt des échanges corps-esprit détermine une modification de l'état d'esprit. Être conscient de causer une action se vérifie dans le contexte d'un mouvement du corps dans l'espace et le temps. La comparaison selon laquelle le cerveau humain fonctionne comme un possesseur d'informations n'est pas du goût des neurobiologistes. Pour Edelmann (1993) les fonctions du cerveau se développent en harmonie avec les fonctions du corps ; la pensée/conscience dépend du cerveau comme du corps.

Notre expérience cognitive est donc modelée par un cerveau incarné ; notre cognition est incarnée et située aux différents types d'action fournis au corps par les objets. Gibson, (1999) a étudié les différentes typologies du corps humain en développant l'idée que les objets dans l'environnement peuvent avoir différents types d'action, qu'il appelle affordances. Celles-ci sont liées à la forme de notre corps et à notre capacité d'effectuer des actions. La capacité de s'asseoir par exemple ou d'assumer d'autres postures est tout d'abord une capacité motrice ; il en est de même pour les compétences abstraites et rationnelles de la cognition comme compter. La posture et le mouvement sont directement liés aux états biologiques de sommeil et d'éveil ; le fait de ramper avant d'acquérir la station debout, dans les premiers mois de la vie, influence la perception et la cognition. Le changement de posture a aussi un effet sur ce que nous pouvons voir, offrir à notre attention, saisir et manipuler. Les mouvements du corps ne sont pas totalement déterminés au niveau cérébral, mais ils entrent en action, sont actionnés et activés par la forme et la flexibilité des muscles et des tendons, de leurs relations géométriques avec d'autres muscles et ligaments et par l'histoire précédente de leur activation.

En effet, c'est le corps biologique avec sa structure, sa posture de base et sa capacité motrice qui crée la manière dont nous percevons et pensons le monde. Mais il faut savoir que le corps n'est pas statique. Il peut agrandir son propre répertoire sensori-moteur en acquérant de nouvelles habiletés et de nouvelles habitudes qui peuvent aller jusqu'à inclure des organes artificiels et des parties de l'environnement. Quand nous apprenons de nouvelles capacités, nous pouvons en même temps apprendre certaines règles d'exécution, ce qui nous porte à nous concentrer et à faire un monitorage de notre performance corporelle. Une habileté est définitivement apprise quand ce qui est étrange à soi, extérieur et comprenant seulement des règles ou des exemples explicites, entre complètement dans la corporéité. On peut alors dire que l'habileté a été incorporée dans nos capacités physiques.

Comme nous le constatons donc, le cerveau a une capacité qui joue un rôle dans la reconnaissance des choses. Sa capacité à se représenter le corps a une origine innée. Bien qu'à la naissance le bébé n'ait pas de perception visuelle de son propre visage et qu'il ne soit pas encore capable d'avoir des formes conceptuelles ou émotionnelles de l'image du corps, il est toutefois capable quelques minutes seulement après sa naissance, d'imiter des mouvements de la tête et des mouvements oro-faciaux effectués par un adulte en face de lui. Cette réalité signifie donc qu'il existerait une sorte de schéma corporel ou de conscience du corps déjà à la naissance. Il s'agirait en fait d'un schéma corporel suffisamment développé pour permettre de mouvoir le corps de manière appropriée, c'est-à-dire de façon à répondre aux stimuli de l'environnement. Nous pouvons donc dire ici que le nourrisson possède une conscience proprioceptive et préréflexive qui constitue le début d'une image corporelle primitive qui pourtant n'est pas innée, bien que la capacité à la développer puisse être exercée dès la naissance. Il s'agirait d'une interrelation intermodale et intersubjective entre la proprioception et la vision d'autres visages, qui se situerait à l'origine de l'image corporelle. La proprioception se réfère à une sensibilité très profonde du corps ; c'est la réaction à une excitation provenant de l'intérieur du corps qui donne des informations physiologiques non conscientes sur la posture et les mouvements du corps et qui joue un rôle essentiel pour le développement du schéma corporel.

Les études sur l'imitation suggèrent que l'enfant possède à la fois un schéma corporel primitif et un degré de conscience performative proprioceptive qui produisent un sens à ses propres capacités. Du point de vue neuropsychologique, le corps humain est représenté dans quatre régions cérébrales. En stimulant électriquement ces régions, on provoque des mouvements. C'est la raison pour laquelle on les appelle les aires sensori-motrices. L'aire somesthésique primaire se trouve dans le gyrus post central. La représentation topographique de la superficie corporelle est ainsi appelée homoncule somatosensoriel. Il ne s'agit pas d'une copie du corps, mais d'une image déformée. Cela est dû au fait que la surface de la représentation corticale est proportionnée au nombre de récepteurs présents dans une section corporelle et pas à toute la surface du corps. Comme toutes les autres fonctions corporelles, la représentation du corps est controlatérale : l'hémicorps de droite est représenté dans l'hémisphère gauche, celui de gauche est représenté dans l'hémisphère droit. L'homoncule moteur se développe dans le temps et il est différent pour chaque personne. Les habiletés motrices développées par chaque individu se reflètent dans les différences de l'organisation fonctionnelle des aires cérébrales correspondantes. Les blessures qui peuvent toucher le cerveau peuvent créer des changements importants dans la manière par laquelle le corps est représenté.

Les manifestations pathologiques sont évidentes dans des domaines cognitifs spécifiques, comme le langage, le calcul, la perception spatiale ou la perception du corps. À titre d'exemple, on a trouvé que les troubles de la conscience du corps causés par des blessures du lobe pariétal postérieur gauche procurent l'autopoagnosie, c'est-à-dire que le sujet n'est plus capable d'indiquer les parties de son propre corps sur commande verbale. En étudiant les changements induits par les traumatismes cérébraux sur les rêves des patients, Kandel (2005) a affirmé qu'une réhabilitation physique peut produire des changements neurobiologiques dans le cerveau.

Le système des neurones-miroirs permet d'étudier le problème de la conscience du corps avec des résultats intéressants. Les neurones-miroirs constituent une classe particulière de neurones possédant des propriétés visuo-motrices qui s'activent lorsqu'on effectue une action spécifique ou lorsqu'on observe un autre individu en train d'exécuter la même action. Autrement dit, on comprend que la seule observation visuelle, sans aucune implication du système moteur, nous informe sur le signifié de cette action. La perception n'est pas détachée de l'action, il y a une interaction continue entre perception et action. La perception est immergée dans la dynamique de l'action, et la frontière rigide entre les processus perceptifs, cognitifs et moteurs doit être considérée comme artificielle.

Dans le cadre de la problématique de l'apprentissage avec les personnes handicapées mentales, les implications de ces réalités sont multiples et de plus en plus importantes. En effet, le système miroir est impliqué dans la compréhension de l'intention de l'autre : voilà enfin, le mécanisme biologique de la capacité d'imiter et donc la base première de l'apprentissage. Ceci suppose qu'il faut revenir sur l'origine de la capacité de communiquer et de considérer le geste comme étant à l'origine, avant même la parole. Par ailleurs, les neurones miroirs ont joué un rôle dans l'évolution humaine car ils ont contribué à la transmission culturelle des informations ; les neurones-miroirs nous portent à nouveau sur l'aspect social de la conscience du corps, c'est-à-dire sur le problème suivant : comment puis-je avoir une perception de l'autre et de moi-même ? Il est donc nécessaire aujourd'hui, dans la prise en charge des personnes handicapées mentales et/ou en situation de handicap mental, sensoriel, physique, social, etc., d'encourager l'interaction entre les sciences biologiques et les sciences sociales, entre l'espace neuronal intérieur et les circuits culturels externes.

2.5. Le point de vue psychanalytique sur le schéma corporel et l'image du corps

Avant de présenter quelques contributions des psychanalystes concernant les notions de schéma corporel et d'image du corps, mettons d'abord un accent sur quelques observations cliniques :

- Une fille anorexique qui se perçoit grosse devant un miroir ;
- La boulimie qui impose à un sujet de se remplir puis de se vider ;
- Un handicapé physique ou sensoriel qui « se sent bien dans sa peau » contrairement à quelqu'un d'intègre physiquement ;
- Le sevrage médical ne suffit pas à guérir la dépendance psychique d'une toxicomanie ;
- Il existe une liaison entre le corps et les émotions ;
- La mémoire transgénérationnelle engendre des souffrances psychiques ou somatiques.

Ces différentes observations cliniques soulèvent le double aspect de l'existence conscient et inconscient auquel s'adresse la psychanalyse. Car la souffrance psychique révèle l'existence de processus inconscients qui lient la pensée au corps. L'opposition entre psyché et soma n'a de valeur que dans leur interaction et c'est au cœur de la notion d'image du corps que se situe le phénomène le plus complexe. La question du handicap avec les préoccupations liées au corps montre que la notion d'image du corps ne peut se parler qu'en termes pluriels et dynamiques, tenant compte des échanges et des interactions entre l'intérieur, l'extérieur et l'autre, intégrant et mémorisant les expériences affectives et spatiotemporelles.

Pour mieux aborder les notions de schéma corporel et d'image du corps en psychanalyse, nous allons nous référer à quelques auteurs bien connus pour nous accompagner dans ce processus.

2.5.1. L'image du corps selon Schilder

Schilder est celui qui a introduit la notion d'image du corps en psychologie. Il la définit comme « l'image de notre propre corps que nous nous formons dans notre esprit, autrement dit, la façon dont notre corps nous apparaît à nous mêmes ». (1968, p. 35).

Pour cet auteur en effet, l'image du corps n'est pas qu'une sensation pure et simple des différentes transformations que subit notre corps, ni une pure représentation (images mentales) ; elle intègre des expériences passées déjà extériorisées susceptibles d'influencer le présent ou d'être influencé par lui. Elle n'est par conséquent pas statique, mais plastique et se construit en fonction des investissements dynamiques, libidinaux et agressifs. Ainsi, cette image est en remaniement continuel et varie suivant les diverses situations qui meublent notre quotidien. Il affirme d'ailleurs : « tout ce qu'il peut y avoir de particulier dans les structures libidinales se reflète dans la structure du modèle postural du corps. Les individus chez qui domine telle ou telle pulsion partielle sentiront, comme au centre de leur image du corps, tel point du corps » (Schilder, cité par Marcelli et Braconnier, 2008, p. 129).

La construction de l'image du corps s'achève à l'adolescence avec l'accession à la génitalité. Ce n'est donc qu'au cours de l'adolescence que le sujet perçoit son corps comme un tout.

Schilder utilise alternativement la notion d'image du corps et de schéma corporel car, pense-t-il, le schéma corporel revêt deux aspects : un aspect externe (la sensation qui nous donne de rendre compte de l'unité organo-psychique de notre corps, la conscience que nous avons de la constitution physique de notre corps) ; et un aspect interne qui est relatif au travail de la libido et des émotions.

Pour lui en somme, l'image du corps est une unité qui intègre les facteurs biologiques (liés au fonctionnement du cerveau), les facteurs psychiques (liés au rôle de la libido) et les facteurs sociaux (liés aux rapports entre le sujet et les personnes qui l'entourent). Cependant, la base biologique est la matière première sur laquelle les autres (aspects psychiques et interactions sociales) viennent se greffer. D'abord, il y a les parties du corps qui, investies de libido structurent notre image du corps qui, de plus, est influencée par les expériences que nous partageons avec les autres.

L'élaboration de l'image du corps : les facteurs psychologiques et sociaux

L'image du corps, n'est pas un phénomène statique. Elle s'acquiert, s'élabore et se structure. Plusieurs facteurs influencent sa constitution. Mais nous porterons notre attention uniquement sur les facteurs psychologiques et sociaux.

➢ ***Les facteurs psychologiques***

Les émotions, les processus d'identification et les zones érogènes sont les principaux facteurs psychologiques qui participent à la construction de l'image du corps.

- **Les émotions**

« Une image du corps cohérente et durable se construit pour chacun à partir de son tempérament émotionnel, lequel repose sur des tendances biologiques » (Schilder, 1968, p. 207). L'image du corps subit donc des changements sous l'influence de l'émotion. Selon Schilder, le corps se contracte dans la haine, il devient plus compact et ses limites par rapport au monde extérieur sont nettement marquées. Notre corps dit-il se dilate sous l'effet des sentiments d'amitié et d'amour.

- **Les processus d'identification, d'introjection et de projection**

Sans ces trois principaux mécanismes psychologiques, la construction de l'image du corps n'est pas possible. Pour Schilder, le corps est projeté dans le monde et celui-ci est introjecté dans le corps. Les identifications, nous l'avons vu, servent à enrichir l'image du corps du sujet. Les plus importantes se produisent dans la petite enfance, avant la cinquième année, mais ne cessent jamais pendant toute la vie.

- **Les zones érogènes**

Il est clair que c'est par les orifices de notre corps (bouche, oreille, anus, urètre, seins, yeux, organes génitaux) que nous avons les contacts les plus étroits avec le monde. C'est par eux que s'accomplissent les fonctions vitales. Ils ont par conséquent une énorme importance psychologique.

Toutes les fois qu'un organe est le siège d'une tension interne, il réclame le contact soit de la main, soit du monde extérieur et c'est au moins partiellement par les contacts continuellement renouvelés que nous découvrons une grande partie de notre corps et en enrichissons l'image.

➢ ***Les facteurs sociaux***

« Notre image du corps n'existe que parce que notre corps n'est pas isolé. Il est nécessairement un corps parmi d'autres corps. Nous n'existons pas sans les autres (…). Nous ne faisons pas que tolérer l'existence des autres ; elle est pour nous une nécessité interne ». (Schilder, 1968, p. 293). Ceci nous amène à affirmer que l'image de notre corps est un phénomène social. Les contacts sociaux et les relations objectales, la distance sociale, la beauté / laideur physique sont quelques facteurs sociaux qui participent à la construction de l'image du corps :

- **Les relations objectales et les contacts sociaux**

Tout ce qui est extérieur à nous-mêmes nous est nécessaire pour la construction de l'image de notre propre corps. Les objets de l'espace qui, dans leur histoire, ont eu un rapport quelconque avec le corps gardent en eux quelque chose de la qualité de l'image du corps. Schilder (1968), signale à ce sujet que les vêtements constituent une partie de l'image du corps. Il observe que, dès que nous mettons un vêtement quelconque, il s'intègre immédiatement dans l'image du corps et se remplit de la libido narcissique. Il remarque que, même quand nous ne les portons pas, ils continuent à faire partie de notre corps. Les vêtements sont aussi, précise-t-il, signifiants que les autres parties du corps peuvent avoir les mêmes significations symboliques. À eux seuls, ils peuvent changer complètement notre image du corps. Par ailleurs, tout ce qui sort du corps ou en émane (la voix, l'haleine, l'odeur, les excréments, le sang menstruel, l'urine, le sperme) continue à faire partie de l'image du corps.

Chacun construit en effet son image du corps dans le contact avec les autres. Le nourrisson fait la découverte de son corps avec la mère et les soins qu'elle lui donne. « C'est en observant les autres et en les écoutant que les enfants découvrent des choses sur leur propre corps. Si les parents observent son corps ; leurs conversations sur la santé, sur l'aspect physique des gens, ou encore sur les maladies qui surviennent dans la famille peuvent aussi augmenter considérablement l'intérêt que l'enfant porte à son corps ». (Schilder, 1968, p.241). Pour Schilder, il y a une intrusion « inconsciente » continuelle de la personnalité des autres dans la nôtre. Nous incorporons les parties du corps des autres par le processus d'identification. Les attitudes, la manière de marcher ou de s'habiller que les gens empruntent à leur héros préféré change l'image qu'ils ont d'eux-mêmes.

Tout au long de sa réflexion sur le phénomène d'image du corps, Schilder rappelle constamment qu'il y'a un échange continuel entre l'image de notre corps et celle du corps d'autrui. Cet échange s'établit, précise-t-il, par un double processus de projection et d'introjection. Notre image du corps et celle des autres sont au départ très étroitement associées. Cette relation entre ces images du corps dépend de la distance sociale.

- **La distance sociale**

La proximité dans l'espace augmente les possibilités d'interrelation entre les images du corps et plus encore, naturellement, le contact direct de deux corps. La distance sociale est fondée sur la réaction émotionnelle. Chacune de nos émotions concernant l'autre rapproche son image du corps de la nôtre.

- **La beauté/Laideur physique**

La beauté est aussi associée à l'image du corps. Notre propre corps : beauté ou laideur physique figure non seulement dans l'image que nous avons de nous-mêmes, mais aussi dans celle que les autres ont de nous et qui nous sera renvoyée (Schilder, 1968). La laideur et la beauté ne sauraient être des catégories chez un individu isolé ; ce sont des phénomènes sociaux et d'une importance capitale. Notre propre image du corps, celle que nous renvoient les autres, leur beauté et leur laideur peuvent devenir le pivot de nos activités sexuelles et sociales.

L'image du corps humain est l'image de notre propre corps que nous formons dans notre esprit, autrement dit, c'est la façon dont notre corps nous apparaît à nous-mêmes. D'autres sensations viennent de l'innervation des muscles, de leurs gaines et renseignent sur la déformation du muscle. Cette unité est perçue, mais elle est plus qu'une perception, nous disons qu'elle est un schéma de notre corps. Le schéma corporel est l'image tridimensionnelle que chacun a de soi-même. Head, cité par Corraze (2009) écrit : le cortex sensoriel a aussi pour fonction d'emmagasiner les impressions passées. L'image de la jambe amputée, peut entraîner l'apparition d'un fantôme. Cette image de la jambe est l'expression du schéma corporel. Le problème général est de savoir de quelle façon l'image du corps reflète la structure de notre corps. Quel est le rapport entre l'anatomie et le model postural, et la connaissance que nous avons de notre corps ? Quelle est la relation entre les impressions de nos sens et nos mouvements ou la motilité en général. Percevoir ou imaginer un objet, ou élaborer la perception d'un objet, ce n'est pas agir purement et simplement comme un appareil perceptif.

❖ Structure libidinale de l'image du corps.

Celle-ci se manifeste à travers le narcissisme et l'amour de son propre corps en ce sens que Freud nous fait comprendre qu'une certaine quantité de libido est liée à notre propre corps appelée libido narcissique. Il continue en disant que la libido est au départ en totalité investie dans le corps ; c'est le stade du narcissisme. Cette structure libidinale se manifeste à travers la douleur et la libido, pouvant être d'origine purement psychique. C'est ainsi que les douleurs abdominales des femmes sont très souvent liées à une insatisfaction sexuelle ou à une défense sexuelle contre le partenaire non aimé. La douleur se localise dans les parties du corps qui jouent un rôle dans les fantasmes : c'est le cas d'une femme qui souffrait de violentes douleurs au sein gauche et, à la première vue, ses douleurs semblaient de nature névralgique. Mais l'analyse finit par révéler qu'elle exprimait aussi la nostalgie d'un amant qui la caressait à cet endroit et en même temps les remords de ces privautés.

❖ La sociologie de l'image du corps.

Ici l'image du corps se présente comme tout ce qui entoure le corps, les objets qui le constituent, tout ce qui sort du corps, qui est sur le corps, qui est adopté par le corps. L'espace est celui interne ou environnant du model postural, qui n'est pas l'espace que connaît la physique. L'image du corps est capable de prendre en elle les objets et de se répandre dans l'espace. C'est le cas d'un patient qui s'est fait écraser dans la rue par une voiture. Son pénis et sa vessie étaient séparés de lui. Dans ce cas de névrose obsessionnelle mentionné, l'espace psychologique qui environne l'image du corps peut, soit rapprocher les objets du corps, soit rapprocher le corps des objets. Car c'est la configuration émotionnelle qui détermine les distances entre les objets et le corps.

Nous pouvons donc retenir que pour Schilder (1968), « l'image du corps humain, c'est l'image de notre propre corps que nous nous formons dans notre esprit ; autrement dit, la façon dont notre corps nous apparaît à nous-mêmes » (p. 35). Cette image que nous nous faisons de notre corps est essentiellement mobile et plastique, changeante en fonction de nos expériences perceptives, affectives, motrices, sexuelles. Schilder a tenté d'effectuer une « *synthèse* » en regroupant sous le chapiteau « image du corps », trois paliers :

- le niveau physiologique où s'intègrent sensations et perceptions etc.,
- le niveau relationnel où l'image du corps est non seulement celle de l'histoire du sujet, mais aussi de ses relations avec les autres,
- le niveau d'intégration pulsionnelle qui structure l'image du corps à partir des zones érogènes.

En fait, il a articulé ces trois niveaux entre eux dans un fonctionnement qui se veut unitaire. Dans cette perspective, le processus de développement ontogénique de l'individu, étant en lui-même un processus essentiellement mobile ; plastique ; changeant et dynamique, ce caractère versatile du développement de l'enfant va se réaffirmer en se manifestant davantage non seulement avec une promptitude effarante, mais aussi avec des moments remplis d'agitations, de bruits, de troubles et de désordre. Ce processus va avoir des répercussions importantes. Car, l'enfance et l'adolescence sont en elles-mêmes des périodes de reconstruction totale, pendant lesquelles l'équilibre mis en place pendant l'âge de latence (l'enfance) va être en danger. Il (l'adolescent) va vivre à la fois des moments de déstructuration et de restructuration qui vont impliquer des troubles psychiques plus ou moins intenses. Car, cette intensité ne sera pas pareille chez tous les adolescents. Elle sera fonction de leurs expériences perceptives, affectives, motrices et sexuelles et de la manière dont ils les focaliseront sur leur image corporelle.

2.5.2. Les travaux de Dolto

➢ Sur le schéma corporel

Le schéma corporel est « notre vivre charnel au contact du monde physique ». Il est donc la résultante de cette rencontre empirique de notre cœnesthésie (sensations physiologiques viscérales circulatoires) avec notre environnement, l'intégrité de l'organisme étant un facteur non négligeable. Il permet la singularisation de l'individu comme représentant de l'espèce quel que soit le temps et le lieu où il vit. Il renvoie au corps dans un instant « t » sans forcément de relation particulière avec un autre individu. Il est le même pour les sujets d'âge et de conditions équivalents. Il est en partie inconscient, préconscient et conscient. Le schéma corporel se structure par l'apprentissage et l'expérience

Pour Dolto (1984), le schéma corporel est le médiateur organisé entre le sujet et le monde : c'« est une réalité de fait, en quelque sorte notre «vivre charnel» au contact du monde physique. Nos expériences de notre réalité dépendent de l'intégrité de l'organisme ou de ses lésions transitoires ou indélébiles, neurologiques, musculaires, osseuses et aussi de ses sensations physiologiques viscérales, circulatoires coenesthésiques ». Dans ce sens, le « membre fantôme » des personnes amputées donne un exemple patent de l'organisation du schéma corporel. Un enfant qui a une atteinte de son schéma corporel comme une paraplégie, peut évoluer sans problème avec une image du corps non infirme. Son image du corps dépend de la relation émotionnelle de ses parents à sa personne, de leurs échanges humanisants.

➢ Sur l'image du corps

Dans son ouvrage intitulé *L'image inconsciente du corps,* Dolto (1984) pense que cette notion est « la synthèse vivante de nos expériences émotionnelles : interhumaines, répétitivement vécues à travers les sensations érogènes électives, archaïques ou actuelles. » (p.22) c'est la mémoire inconsciente de tout notre vécu relationnel à chaque moment. Elle est continuellement et individuellement « la représentation immanente inconsciente » d'où provient le désir.

C'est en elle que s'inscrivent nos expériences relationnelles de besoin et de désir, valorisantes ou non, narcissisantes ou non. Elle rend compte du manque qui demande à être satisfait dans le désir. L'image du corps est individuelle car liée à l'histoire personnelle. Elle est inconsciente mais peut devenir préconsciente si elle est associée au langage conscient.

Si la définition de l'image du corps selon Schilder (1968) semble impliquer un accès conscient de cette représentation que nous avons de notre corps, celle proposée par Dolto (1984, p. 48) insiste sur l'aspect inconscient de l'image du corps. Elle parle en effet de : « *l'image inconsciente du corps* ». Chez elle, l'image du corps est : « la trace structurale de l'histoire émotionnelle d'un être humain. Elle est le lieu inconscient d'où s'élabore telle ou telle expression du sujet ; lieu d'expression et de répétition des émois interhumains langagiers ». C'est donc *la* représentation que je suis comme sujet, fut-ce alors à mon insu. Ce n'est pas l'image que l'autre peut voir, mais l'image dynamique de désir en acte et en communication.

Il s'agit précisément d'une image du corps symbolique, corps fantasmé, corps affamé d'un besoin affectif, corps révélateur d'une situation angoissante, énervante, insupportable ou désagréable vécue par le sujet ; une image qui découle de l'histoire personnelle du sujet telle qu'elle est inconsciemment et se pose comme la synthèse vivante de nos expériences émotionnelles : interhumaines, répétitivement vécues. Elle est propre à chaque sujet.

Dolto met l'accent sur deux aspects : d'une part, la castration est « donnée » à l'enfant, favorisant ainsi son passage harmonieux d'un stade psychosexuel à un autre et d'autre part, il y a la construction positive de son image corporelle, garante du sentiment perpétuel de continuité narcissique indispensable à son équilibre. Pour vivre une castration, l'enfant doit grâce aux paroles des adultes, pouvoir l'accepter en sublimant la satisfaction du désir qui l'anime.

Par ailleurs, à chaque stade de développement psychosexuel, correspond selon Dolto (1984, p.58), une image du corps dont le fonctionnement dépend de quatre composantes : *l'image de base* (c'est celle qui permet à l'enfant de se sentir dans une « mêmeté d'être », entendons dans une continuité narcissique). Il y a une image de base propre à chaque stade de développement ; *l'image fonctionnelle* (c'est l'image « sthénique » d'un sujet qui vise l'accomplissement de son désir) ; *l'image érogène* (associée à telle image fonctionnelle, elle est le lieu où se focalise le plaisir ou le déplaisir érotique dans la relation à l'autre – zone érogène). Ces trois images sont reliées entre elles et à chaque fois cohésives par une autre image : l'image dynamique (elle se rapporte au désir d'être et de se préserver dans un *avenir*, le désir de demeurer dans un avenir). Elle s'exprime en chacun de nous *le sujet en droit de désirer*, en *désirance*. Ces images ont pour fonction de sous-tendre le narcissisme du sujet à chaque stade de l'évolution.

Une telle conception de l'image du corps l'éloigne systématiquement de la notion de schéma corporel, la frontière entre ces deux concepts n'étant pas clairement définie chez Schilder. D'après Dolto en effet, le schéma corporel c'est ce qu'est l'humain dans sa réalité, ce qu'il fait, ce qu'il ressent en fonction de l'intégrité ou des lésions de l'organisme, à partir des sensations viscérales, circulatoires, coenesthésiques. Il est en principe le même chez tous les êtres humains. Situation actuelle et évolutive du corps dans l'espace et dans le temps, le schéma corporel est indépendant du langage et de l'histoire du sujet en relation avec les autres.

➢ **Structuration de l'image du corps**

En une forme de synthèse entre les approches de Schilder et de Dolto, Abraham définit l'image du corps comme : « la façon dont notre corps nous apparaît » (1985, p. 46). Il ne s'agit guère d'une simple représentation du corps tel que nous le voyons, ni d'une description fidèle de notre corps, mais de l'expression de tout ce que nous sentons et pensons de nous-mêmes. C'est une description marquée par « les fonctions centrales » de notre personnalité.

L'image du corps, ajoute-t-elle, change avec les expériences de la vie, en fonction des situations émotionnelles du sujet et des expériences de la vie. Aussi, le regard des autres sur le sujet influence la perception qu'il a de son corps en ceci qu'elle dépendra des opinions, des attitudes des autres concernant les diverses situations auxquelles il aura à faire face (maladies, atteintes physiques ou tenues vestimentaires).

La conception du corps chez Machover est relative à l'image de soi et considère le corps avec ses différentes parties, ses produits, ses besoins (1965, p. 380). Pour Dolto, l'image du corps est plastique et susceptible de changer sous l'influence de divers facteurs : malaises, régressions émotionnelles, traumatismes, traitements qu'on fait subir au corps. Ainsi comme facteurs à même de modifier l'image du corps, Machover cite les traumatismes, les blessures graves, les tatouages, les maquillages, l'habillement, la haine, la peur, l'agressivité, l'amour et même le handicap. Le sujet influencé par l'un de ces facteurs aura de son corps une image y relative.

L'image du corps est, selon cet auteur, une « image composite », liée au Moi en tant que produit d'expériences, d'identification, de projections et d'introjections. Elle est donc largement influencée par les images sociales, les relations interpersonnelles.

En outre, l'image du corps chez cet auteur « peut se rattacher aux souhaits les plus profonds du sujet, à la mise en évidence d'une imperfection, à une importante compensation d'une imperfection, ou à une combinaison de ces trois facteurs » (1965, pp. 381-382).

L'image du corps se constitue pendant les trois premières années de vie grâce aux expériences sensorielles qui conduisent à la symbolisation. Elle se construit donc dans le rapport langagier à autrui et constitue un pont de communication interhumain favorisant ainsi la relation. Dolto (1984) distingue trois composantes de l'image du corps.

- **l'image de base** encore appelée **image de sécurité** est celle qui fait sentir au sujet qu'il est lui-même, que son corps et son narcissisme ne font qu'un. Elle est statique et la plus fragile car c'est contre son intégrité que toute menace peut être ressentie comme mortelle. L'image de base est toujours associée à l'image fœtale d'avant la castration ombilicale ;

-**l'image fonctionnelle** est « l'image sthénique d'un sujet qui vise l'accomplissement » de son désir. C'est par elle que s'effectue la subjectivation des pulsions : les pulsions de vie se manifestent grâce à elle pour obtenir du plaisir. Son élaboration réalise, par rapport à la seule mise en jeu des zones érogènes, un enrichissement des possibilités relationnelles. Elle permet une utilisation adaptée du corps ;

- **l'image érogène** que la dialectique de la castration peut aliéner ou sublimer par rapport à son lien avec les deux précédentes. Ces trois aspects liés forment **l'image dynamique** qui est le désir d'être et de persévérer dans un devenir.

➢ **Différence entre schéma corporel et image du corps.**

Le schéma corporel est le même pour tous les individus de l'espèce humaine, alors que l'image du corps est propre à chacun : elle est liée au sujet et à son histoire. C'est pourquoi Dolto nous rappelle que l'image du corps est la synthèse vivante de nos expériences émotionnelles. C'est grâce à notre image du corps portée – et croisée à – notre schéma corporel que nous pouvons entrer en communication avec autrui. C'est dans l'image du corps, support du narcissisme que le temps se croise à l'espace, que le passé inconscient résonne dans la réalité présente. Le schéma corporel se structure par l'apprentissage et l'expérience, il réfère le corps actuel dans l'espace à l'expérience immédiate. Le schéma corporel est évolutif dans le temps et l'espace et peut être indépendant du langage entendu comme histoire relationnelle du sujet aux autres. L'image du corps est toujours inconsciente, constituée de l'articulation dynamique d'images de base, d'une image fonctionnelle et d'une image des zones érogènes où s'exprime la tension des pulsions. L'image du corps avant l'œdipe peut se projeter dans toute représentation, quelle qu'elle soit et pas seulement les représentations humaines.

Le corps n'est pas d'emblée appréhendé en images. Jusqu'à six mois, il apparaît chez l'enfant sous forme d'objets morcelés, c'est parce que le corps est séparé des images du corps qu'il est la source de ces images. Celles-ci sont labiles, incontrôlables, liées à l'immédiateté des sensations et des émotions et ne passent pas par la représentation, sans dépendre aussi d'un acte de perception.

Dolto (1984) a souligné l'importance de la relation émotionnelle établie par les parents pour le développement de l'image du corps. Elle a développé une théorie relative à l'« image inconsciente du corps ». Pour elle, l'image du corps et le schéma corporel ne doivent pas être confondus. Le schéma corporel est le médiateur organisé entre le sujet et le monde ; par contre, l'image du corps est faite de superpositions des images passées et actuelles de son corps. Cette image est le lieu d'intégration des zones de ces corps investis par des échanges structurants et créatifs. Le corps devient ainsi un lieu de langage archaïque, non verbal, une forme dynamiquement structurée d'un système de signification. Dolto place l'image du corps dans l'inconscient et la différencie en trois formes : l'image de base (sécurité de l'être humain), l'image fonctionnelle et l'image érogène.

Mais la différence entre l'image du corps et le schéma corporel peut bien s'observer à travers les aspects suivants :

- Le schéma corporel est le même pour tous les individus, alors que l'image du corps est propre à chacun, elle est liée au sujet et à son histoire ;
- Le schéma corporel est en partie inconscient, mais aussi préconscient et conscient, par contre, l'image du corps est totalement inconsciente. Elle peut devenir préconsciente quand elle s'associe au langage conscient ;
- C'est grâce à notre image du corps portée par –et croisé à – notre schéma corporel que nous pouvons entrer en communication avec autrui ;
- Le schéma corporel est évolutif dans le temps et l'espace, alors que le temps se croise à l'espace dans l'image du

corps. Le passé inconscient résonne dans le présent relationnel ;

- Le schéma corporel se structure par l'apprentissage et l'expérience, alors que l'image du corps se structure par la communication entre sujets ;
- Le schéma corporel réfère le corps actuel dans l'espace à l'expérience immédiate, il peut être indépendant du langage, alors que l'image du corps réfère le sujet du désir à son jouir, médiatisé par le langage mémorisé de la communication entre sujets.

C'est par le narcissisme que l'image du corps s'articule au schéma corporel. Le schéma corporel est la source des pulsions et l'image du corps est le lieu de leur représentation. Le schéma corporel protège le soi et l'image du corps protège le narcissisme. La relation croisée entre schéma corporel et image du corps permet la communication interpersonnelle. Dans la position allongée du patient en analyse, le schéma corporel est neutralisé afin de permettre le déploiement de l'image du corps.

Dolto pense qu'un schéma corporel sain peut exister aux côtés d'une image du corps perturbée. L'un et l'autre étant liés, le sujet a des difficultés à se servir de façon saine de son schéma corporel. Un schéma corporel infirme peut cohabiter avec une image du corps saine chez un même sujet comme chez les enfants handicapés physiques. Leur infirmité n'affecte pas leur image du corps si leur relation à l'environnement humain est restée souple et satisfaisante, sans trop d'angoisse. Lorsqu'un enfant est infirme, il faut lui expliquer son handicap physique par rapport à son passé non infirme ou, si c'est le cas, à la différence congénitale entre lui et les autres enfants. Il est nécessaire qu'il puisse exprimer ses désirs (réalisables ou non) selon son schéma corporel. Il doit être reconnu comme sujet de ses désirs par ses parents qui l'aiment. C'est pourquoi les enfants handicapés peuvent dessiner des corps qui ne présentent aucun des dysfonctionnements ou des manques qui sont les leurs. On voit ces enfants ignorer leurs sensations même les plus douloureuses. En raison du manque de symbolisation, le sujet vit exilé car son image du corps est sans médiation langagière.

➢ **L'image du corps et les castrations**

Le désir présent dans l'image du corps notamment dans l'image dynamique cherche à être comblé en atteignant le plaisir. Mais il est bloqué soit parce que le désir est insuffisant, soit parce que l'objet est absent, soit parce qu'il est interdit. Or les présences /absences de l'objet du désir contribuent à établir les zones érogènes liées aux castrations. Celles-ci désignent tout processus qui s'accomplit chez un être humain lorsqu'un autre être humain lui signifie que l'accomplissement de son désir sous la forme qu'il voudrait lui donner, est interdit par la loi. Elles produisent un choc, un renforcement du désir, une révolte. Elles peuvent aboutir à la sublimation ou à la perversion. Les castrations ne doivent pas seulement être mutilantes (conduisant à la débilisation de l'enfant ou à des inhibitions intellectuelles majeures) mais aussi et surtout symboligènes et conformes à la loi. Dolto (1984) s'intéresse au passage des castrations aux sublimations (symbolisation de la loi humaine). Elle recommande tout d'abord de faire la promotion du sevrage à travers le langage, la tendresse, etc. (ce qui permet à l'enfant de mieux connaitre sa mère et d'éviter l'autisme). Elle recommande aussi que celui qui castre soit aimé par l'enfant, accessible et modèle de la réussite humaine. Car l'absence de toute castration produit de la psychose. Dolto en distingue plusieurs types :

- **la castration ombilicale** qui est la césure du cordon ombilical et la perte du placenta marquant la fin de la vie fœtale et la naissance. Elle préfigure les castrations à venir et c'est elle qui constitue le fondement du narcissisme primordial et origine le schéma corporel dans les limites de la peau. Elle se symbolise par le langage frappant l'ouïe du nouveau-né ;
- **la castration orale** qui est le sevrage du corps-à-corps nourricier ou interdit de téter. Elle débouche sur l'indépendance du langage de l'enfant, c'est-à-dire que tout le monde peut désormais comprendre ce qu'il dit. Son *fruit* c'est la communication langagière ;
- **la castration anale** qui est la rupture du corps-à-corps tutélaire mère-enfant. Elle aboutit à l'acquisition de la sécurité permettant de s'assumer dans l'autonomie expressive et motrice. Ici, l'enfant est privée des manipulations de la mère. C'est la fin de l'assistance maternelle qui vise l'humanisation et la socialisation de l'enfant. Cette castration doit être bien préparée et positivée par la mère car la qualité de l'environnement est déterminante pour une bonne évolution vers l'Œdipe. Le *fruit* de cette castration c'est l'aisance du corps.
- **la castration œdipienne** qui est l'assimilation de l'interdit de l'inceste (ou des relations sexuelles entre enfant et adulte). Elle produit l'adaptation de l'enfant à toute situation sociale. Le *fruit* ici c'est la fierté d'appartenance à la famille, à son genre (c'est la castration génitale primaire qui entraîne la différence des sexes), au groupe de pairs.

➢ **L'image du corps et ses pathologies**

Dolto (1984) pense que la pathologie de l'image du corps est un échec de la symbolisation c'est-à-dire une insuffisance du langage adressé à l'enfant et un manquement de l'interdit. Puisque l'image du corps s'élabore par une série de castrations symboligènes. Pour Dolto, la première menace de non-construction de l'image du corps vient des atteintes de la relation mère-enfant au cours des périodes ante, péri et post natales :

- **Pendant la grossesse :**
La référence est faite ici à un oubli traumatique (psychiquement inconscient), un oubli de l'état de grossesse par la mère. Ce sont des états qui ébranlent le sens de sa vie, états causés par un deuil, ou un autre choc émotionnel. Ce qui attaque le lien du désir entre elle et l'enfant. Dans ce cas, on peut avoir des complications de grossesse, des avortements, des enfants prématurés, des mort-nés, des paranoïaques et des psychotiques ;

- **À l'accouchement :**
Lorsqu'on a une hémorragie de la délivrance, une naissance par placenta prævia au niveau de l'isthme du col ou si après ces difficultés la mère décède, on peut avoir : une non-structuration du narcissisme primordial cohésif c'est-à-dire non formation de l'ensemble corps/sujet-image, car naître représente pour l'enfant un risque de mort. L'enfant porte la culpabilité du décès de sa mère et de l'inceste dans la scène primitive ;

- **Après l'accouchement**
Si la mère meurt pendant que l'enfant est lactant, le narcissisme de l'enfant est fragilisé, et il en résulte deux conséquences ; la relation de l'enfant à son corps est blessée, son image du corps est privée de sa zone érogène. Il ne tête plus, n'avale plus. Dolto préconise de lui faire humer l'odeur de sa mère si les zones érogènes sont

coupées du plaisir liées aux pulsions, ou si l'enfant n'est plus en relation avec sa mère parce qu'elle est absente, ou si les pulsions ne sont plus liées aux images fonctionnelle et de base, l'enfant peut souffrir de l'asthme, des spasmes du sanglot, des laryngites striduleuses (qui sont des dissociations entre le sujet et son image), le mérycisme (l'enfant vomit tout son biberon pour que sa mère reste plus longtemps auprès de lui, qu'elle fasse plus attention à lui.), l'énurésie, des rhino-pharyngites, de l'otite, de l'encoprésie, de l'hystérie (l'enfant manipule autrui), l'hypocondrie (l'enfant manipule son corps). Le sevrage non expliqué peut plonger l'enfant dans des phobies de l'obscurité.

Si la relation inter psychique mère-enfant est rompue, la cohésion peut être rétablie par la parole d'une personne proche de la mère. L'enfant dans ce cas peut présenter des retards de langage, des accrochages de langue, des expulsions continuelles de sons (cris), une absence totale de sonorisation (c'est la mort symbolique du larynx). Si le sevrage est brusque et belliqueux (sauvage), il y a risque que la personnalité de l'enfant ne se structure pas, risque de régression de mutisme psychogène bronchique, encombrement du cavum et du larynx par des morves gardées sous le nez. On peut aussi aboutir à des psychoses dans les cas d'hospitalisations précoces, de changements de nourrices avant la station assise.

Il y a donc lieu de dire que l'image du corps qui est la synthèse vivante de notre vécu émotionnel, est intrinsèquement liée au schéma corporel qui nous singularise en tant qu'Homme. Or notre vie émotionnelle et rationnelle se construit bien avant la naissance. D'où l'importance de soigner la relation mère-enfant dans tous ses aspects afin de favoriser un sain développement psychique.

➢ Le sentiment de soi chez Dolto

Dolto (1984) nous a montré la place du concept d'image inconsciente du corps tout en s'intéressant spécialement à ce temps de l'orchaïcité infantile où les instances freudiennes de la psyché ne sont pas encore caractérisables comme telles. D'où l'appellation de pré-moi dont elle fait usage ici, mais on rencontre également le pré-surmoi, pré-idéal du moi. Le moi idéal représentant l'*alter ego* imaginaire, ayant une valeur de soutien provisoire. L'hypothèse de son travail est basée sur la notion de l'image du corps qui se trouve désignée comme archaïque avant d'être qualifiée comme inconsciente, mais toujours en référence avec le ressenti du sujet. L'image du corps de façon générale est ce par quoi l'enfant acquiert une idée de lui-même, une représentation qui est l'amorce du sentiment de soi par lequel le petit humain construit son identité. Ainsi la mère joue un rôle primordial à travers des échanges précoces mère-enfant (tactiles, en particulier) puisque l'image du corps de l'enfant trouve à se modeler à partir de ce qu'il élabore du corps, de l'image du corps de la mère, instauration de la langue dite maternelle. Pour Dolto en effet, le corps est la base à partir de laquelle s'élabore aussi la voie sublimatoire du langage, par déplacement, transfert et c'est donc l'un des aspects complexes mais capitaux de sa théorie.

Dolto reprend la notion de narcissisme primaire telle qu'elle est élaborée chez Freud. La théorie de l'image inconsciente du corps est porteuse d'une réélaboration de cette notion qui conduit Dolto à parler de narcissisme fondamental ou primordial. On voit ici l'importance accordée à ce que l'enfant élabore lui-même lorsqu'il se retrouve dans sa solitude temporaire, hors de la présence maternelle. Dolto dit aussi que lorsque le jeu interrelationnel se passe mal, cela peut avoir des conséquences pathologiques et entraîner des régressions graves. Elle explique que la psychose est rapportée davantage à un retour régressif de l'archaïque qu'à une défaillance structurelle native et que c'est cette perspective sur la folie qui y discerne les reviviscences infantiles.

À travers deux cas cliniques, elle nous fournit une explication typique de la pathologie formulable en termes d'image du corps; ceci étant entamé, comme amputée de l'une de ses parties qui ne s'est pas trouvée symbolisée. Elle va expliquer que les cas de psychose infantile s'avèrent souvent correspondre à des phobies très précoces ou du moins avoir débuté par une réaction phobique demeurée inaperçue ou incomprise.

En ce qui concerne les méthodes de Dolto en tant qu'analyste, le miroir n'en a pas moins d'abord pour elle une valeur potentiellement traumatique, dans sa façon de présenter, avec le scopique, un tout autre registre que celui ayant prévalu jusque-là pour l'enfant, à savoir le ressenti constitutif de l'image inconsciente du corps. Ainsi l'image scopique a alors formellement pris le pas sur l'image du corps inconscient et que ce réaménagement structurel majeur est susceptible, on le voit, d'être rapporté à la dialectique entre le moi et le sujet. Dolto dit que ce qui qualifie l'image du corps comme inconsciente, c'est donc la façon téléologique d'agir qui détermine et anticipe l'orientation du destin sexuel du sujet enfant.

En conclusion, Dolto nous parle du travail psychanalytique qui devra permettre de déchiffrer les failles de la structuration du sujet qui est à l'origine de la souffrance et d'apporter les solutions. L'image du corps se développe au contact du vivant. C'est sa complexité qui amène à l'aborder de manière plurielle. Nous pouvons assimiler les représentations de l'image du corps, leurs formes conscientes, préconscientes et inconscientes à des aspects topiques. C'est sa perméabilité qui serait à l'origine de l'instabilité ou de l'incontrôlabilité des images du corps. Cette instabilité est une fragilité constitutionnelle à travers laquelle on peut noter l'effraction du pathogène et la déshumanisation. D'autres concepts comme le pré-moi corporel, le moi-peau ou le pare-excitation évoquent autrement cette interface somatopsychique par où transitent tant d'images.

2.5.3. L'image du corps de Racamier, Fisher et Cleveland

Dans la perspective de Racamier cité par Marcelli et Braconnier (1998), l'image du corps a une fonction dans l'organisation psychique, elle n'est pas pour autant une instance, ni une fonction psychique, mais plutôt une représentation (au sens de perception et d'investissement) élaborée par le Moi qui se structure. Le corps est posé comme l'objet d'investissement et l'image du corps comme produit de cet investissement.

À l'adolescence, la représentation de cette image est élaborée par le Moi en pleine restructuration. Le corps de l'adolescent étant le point de ce réinvestissement, son image corporelle est le résultat de cette nouvelle représentation. Ceci dit, cette image du corps va amener l'adolescent à réorganiser la vision, le sentiment, l'appréciation qu'il avait de l'image de son corps pendant la période de l'enfance et qui va être désormais réévaluée par son Moi aussi en restructuration. Ainsi, du fait de l'adolescence, son corps posé comme objet de réinvestissement, produira une image du corps réinvestie qui entrainera un retentissement plus ou moins grave en termes de perturbations, selon qu'il y aura réussite ou échec de ce réinvestissement, sur l'évolution de la courbe du parcours scolaire de l'adolescent.

Chez Fisher et Cleveland, cités par Marcelli et Braconnier (1998) le concept d'image du corps se réfère au corps comme *expérience* aux attitudes que l'individu adopte envers son propre corps ainsi qu'aux sentiments qu'il éprouve vis-à-vis de lui. Autrement dit, c'est l'image de son propre corps tel que l'on le vit et tel qu'on le ressent.

En fait, ces auteurs se sont limités à une seule dimension de l'image du corps parmi d'autres possibles. Il s'agit de l'image du corps barrière (B) et l'image du corps pénétration (P), se référant toutes deux à l'enveloppe corporelle. Ces deux concepts de barrière et de pénétration sont des expressions utilisées en psychologie projective. Ils sont empruntés aux théories rendant compte des observations chez les praticiens utilisant le test de Rorschach. Ici, l'image du corps barrière correspond à un écran sur lequel l'individu projette son sentiment de sécurité ou d'insécurité dans le monde. Également, les sentiments de base de l'individu au sujet de lui-même en tant qu'entité autonome et différenciée de l'environnement s'expriment à travers cette dimension de l'image du corps.

Pour ces auteurs, l'image de limites du corps se constitue bien à partir des modèles intériorisés. En d'autres termes, la façon dont l'individu vit son image du corps *barrière* est déterminée plus par les forces de l'intérieur que par les caractéristiques réelles de son corps, c'est-à-dire par son atteinte ou au contraire son intégralité. En somme, l'image du corps ne reflète pas le vécu corporel du moment, mais découle des systèmes intériorisés qui relèvent des expériences passées.

Selon ces auteurs, lorsque l'interaction avec les modèles à intérioriser ne favorise pas chez le sujet des sentiments de sécurité et d'autonomie, mais au contraire, donne lieu à des sentiments de vide, d'incomplétude etc., l'individu ne dispose pas alors d'une base suffisamment solide pour projeter sur son enveloppe corporelle (son image du corps B) des éléments sécurisants, donc stabilisants. Il en résultera alors une image du corps précaire aux frontières mal délimitées et fragiles.

Dans le cadre de la problématique du handicap, le concept d'image du corps avec les multiples bouleversements conséquents dont les sujets sont victimes, est appréhendé par des personnes handicapées et/ou en situation de handicap en fonction des expériences qu'elles auront vécues, des attitudes qu'elles vont adopter envers leur propre corps à la suite de ces expériences et des sentiments qu'elles auront ainsi éprouvés et développés vis-à-vis d'elles. De ce fait, la représentation de cette image corporelle ne sera pas sublimée de la même manière chez tous les sujets, car, le vécu de chacun n'est pas pareil chez tous les autres. Chez certains, cette période sera facilement et vite intégrée et n'aura par conséquent aucun impact sur l'évolution de leur trajectoire de vie. Chez les uns, cette période se révèlera être un moment de grande excitation et de jubilation impliquant parfois une tendance à l'hyperactivité, chez d'autres, au contraire, ils seront sous l'emprise d'une inhibition normative impliquant dans les deux derniers cas, un ralentissement, une baisse de l'évolution de la courbe de leur trajectoire scolaire. Autrement dit, si les éléments psychiques projetés sur l'image du corps B sont de nature déstabilisante, les frontières ou barrières de son image corporelle seront affectées ou fragilisées.

2.5.4. Le Moi-Peau selon Anzieu

Anzieu (1995) a créé le concept de moi-peau qui est une structure topographique à double enveloppe permettant et constituant le fonctionnement psychique de l'enfant qui acquiert alors un moi corporel. La pulsion d'attachement compose l'investissement psychique du moi-peau. Le moi c'est l'instance consciente du psychisme. La peau tout comme le moi tend à l'enveloppe de l'appareil psychique.

Freud ne se limite pas à l'expérience de la zone bucco pharyngée et du plaisir de la succion. Il y a une autre expérience qui se développe lors des soins du bébé, celle de la pulsion d'attachement caractérisée par la tenue du bébé dans les bras de sa mère, et consistant à le porter, le bercer, le frotter, le laver, etc., tous ceux-ci accompagnés par des paroles et du fredonnement. Ces activités permettent à l'enfant d'avoir des notions de surface, de dedans, et de dehors. Par contre, Klein a négligé la théorie de Winnicott qui privilégie le Holding et le Handling. La peau est un des organes régulateurs du tonus. La peau de la mère ainsi que du bébé stimulent leur confiance de l'un comme de l'autre. Pour le bébé les caresses que sa mère lui fournit sont tout d'abord aperçues comme une excitation et après comme une communication.

- **Le double feed-back dans le système dyadique mère-enfant**

Dans ce système, il y a ce qu'on appelle l'entourage maternant qui met en jeu la sollicitation réciproque de l'entourage. Dans ce même ordre d'idée nous avons les bébés qui sont indifférents et passifs face au feed-back (peut-être que ceux-ci ont subi un traumatisme par exemple des souffrances fœtales et peut-être des troubles d'ordre génétique). Selon la maturation neurologique, le bébé renvoie des feedbacks spécifiques tels que le regard, l'indentification précoce des voix, des mélodies habituelles, la distinction des sons verbaux, notamment la voix de sa mère parmi tant autres.

- **Les fonctions du moi-peau**

La peau pour Anzieu (1995) a une importance capitale, elle fournit à l'appareil psychique les représentations consultatives du moi et de ses principales fonctions. Ces fonctions sont les suivantes :

1- la peau remplit une fonction de soutènement du squelette et des muscles.

Fonction du moi : le moi-peau remplit une fonction de maintenance du psychisme.

Rapport entre la fonction biologique et la fonction psychique : la fonction de maintenance est assurée par l'intériorisation du holding et handling maternels.

Défaillance ou excès de la fonction : on retrouve une sorte de vide intérieur où les vêtements assurent une unité superficielle mais dépourvue de cette arête dorsale qui tient le corps et la pensée ;

2- la peau recouvre la surface entière du corps dans laquelle sont insérés tous les organes des sens externes.

Fonction du moi : il s'agit de la fonction de contenance du moi-peau.

Rapport entre la fonction biologique et la fonction psychique : cette fonction est assurée par le holding maternel

Défaillance ou excès de la fonction du moi-peau : on peut retrouver deux types d'angoisse, celle d'avoir un intérieur qui se vide et celle pulsionnelle ;

3- la couche supérieure de l'épiderme protège la couche sensible de celui-ci et l'organisme en général contre les agressions physiques.

Fonction du moi : le moi-peau a une fonction de pare excitation.

Rapport entre la fonction biologique et la fonction psychique : la mère sert de pare excitation auxiliaire au bébé, jusqu'à ce que le moi en croissance du bébé trouve sur sa propre peau un étayage suffisant pour assumer cette fonction.

Défaillance ou excès de la fonction : on retrouve deux types de moi-peau, le moi poulpe ; ici aucune fonction du moi-peau n'est acquise, puis on a le moi-peau crustacé ; ici on a une carapace rigide qui empêche toutes les autres fonctions de se mettre en place.

4- par son grain, sa couleur de peau, sa texture, son odeur, la peau humaine présente des différences individuelles considérables.

Fonction du moi : le moi-peau assure une fonction d'individuation considérable.

Rapport entre la fonction biologique et la fonction psychique : cette fonction assure au soi le sentiment d'être un être unique.

Défaillance ou excès de la fonction : on retrouve l'angoisse de l'*inquiétante étrangeté*, liée à une menace visant l'individualité du soi par affaiblissement du sentiment des frontières de celui-ci.

5- la peau est une surface porteuse de poches, de cavités où sont logés les organes de sens autres que ceux du toucher.

Fonction du moi : elle remplit ainsi sa fonction d'inter sensorialité dont la référence de base se fait au toucher.

Rapport entre la fonction biologique et psychique : le moi-peau est une surface psychique qui relie entre elles les sensations de diverses natures.

Défaillance ou excès de la fonction : on retrouve une angoisse de morcellement du corps.

6- la nourriture et les soins s'accompagnent de contacts peau à peau qui préparent l'auto-érotisme et situent les plaisirs de peau comme toile de fond habituelle des plaisirs sexuels.

Fonction du moi : le moi-peau remplit une fonction de surface de soutien de l'excitation sexuelle.

Rapport entre ces fonctions : le moi-peau capte sur toute sa surface l'investissement libidinal et devient une enveloppe d'excitation sexuelle globale.

Défaillance ou excès de la fonction : si l'investissement de la peau est plus narcissique que libidinal, alors l'enveloppe rend son possesseur invulnérable, une fois adulte, l'individu ne se sent pas en sécurité pour s'engager dans une relation sexuelle aboutissant à une satisfaction génitale mutuelle.

7- la peau est une surface de stimulation permanente du tonus, sensori-moteur par les excitations externes. La fonction du moi-peau correspondante est la recharge libidinale.

Rapport entre la fonction biologique et psychique : la recharge libidinale du fonctionnement psychique, de maintien de la tension énergétique et de sa répartition inégale entre les sous-systèmes psychiques.

Défaillance ou excès de la fonction : les angoisses produites en cas de raté sont liées à la peur d'exposition psychique en cas de surcharge ou à l'angoisse du nirvana, accomplissement du désir et tensions zéro

8- la peau avec les organes de sens tactiles qu'elle contient fournit des informations directes sur le monde extérieur.

Fonction du moi : le moi-peau remplit une fonction d'inscription des traces sensorielles tactiles.

Rapport entre la fonction biologique et psychique : cette fonction est renforcée par l'environnement maternel dans la mesure où il remplit son rôle de « présentation de l'Objet » auprès du tout petit.

Défaillance ou excès de la fonction : on retrouvera trois (03) types d'angoisses à ce niveau, l'angoisse d'être marqué par des inscriptions infamantes et indélébiles provenant du surmoi, l'angoisse du danger et l'angoisse de la perte de la capacité de fixer des traces, dans le sommeil par exemple.

En somme, on peut dire que l'image du corps est influencée par le vécu émotionnel du sujet ; chaque fois que nous sommes émotionnellement éprouvés, notre image du corps est affectée. Elle est alors négative si l'expérience vécue est traumatisante et positive si l'expérience vécue est acceptable, intégrable, assimilable et agréablement vécue par le sujet.

De la persistance de ce penchant émotionnel dépend la persistance de l'image du corps. En d'autres termes, tant que le vécu psychique d'un évènement et/ou du handicap domine notre personnalité, l'image du corps en est dépendante. Et même si notre psychisme s'investit émotionnellement sur un autre évènement, l'image du corps sera fonction de ce nouveau centre d'intérêt et de l'ancien tant que ce dernier continue d'affecter le sujet. Ce sont surtout les expériences désagréablement vécues par le sujet qui influencent négativement l'image de son corps, jusqu'au jour où le traumatisme est résolu.

2.5.5. L'image du corps chez l'enfant et l'adolescent

Chez l'enfant, la notion de stade de miroir nous intéresse ici, car chez Lacan, c'est le temps où l'enfant se met à « penser » son être corporel, alors même qu'il ne peut avoir conscience à travers l'intériorité de son équipement sensori-moteur. En se voyant regardé dans les bras de sa mère face au miroir, c'est par son psychisme qu'il anticipe la globalité de son être corporel. Ici, le psychisme prend de l'avance sur l'expérience et l'image sensorielle. L'image du corps se différencie alors d'où elle est issue.

Par contre, le corps occupe une place importante chez l'adolescent : « l'adolescence est bien le moment du corps », écrit Chaby (1997, p.52), cité par Marcelli et Braconnier (1998). Car, avant l'adolescence, le corps de l'enfant est régi par une sérénité qui traduit le silence des organes : le corps de l'enfant est silencieux. « Brutalement à l'adolescence, le corps fait du bruit » (Marcelli et Braconnier, 2008, p.128). Ce sont ces bruits que l'adolescent extériorise sous forme de plaintes somatiques diverses : mal au ventre ou bas ventre, mal au dos, au genou ou de multiples inquiétudes d'allure hypocondriaque. L'adolescent a parfois l'impression angoissante, mais transitoire que son corps lui est devenu étranger.

Marcelli et Braconnier (1998), en mentionnant d'emblée que les transformations pubertaires sont caractéristiques de la personnalité innovée dont fait montre le sujet et que les relations qu'il établit avec son corps déterminent sa conduite, affirment que la beauté corporelle est une préoccupation réelle à l'adolescence, toute l'attention étant portée sur le corps. C'est pourquoi l'adolescent vit un doute sur le plan physique, doute caractérisé par des inquiétudes sur les différentes parties de son corps, les craintes d'allure dysmorphobiques, craintes de maladies, de malformations diverses. C'est ainsi qu'on verra l'adolescent mettre du temps devant le miroir, ou dans la salle de bain à explorer son corps, à le juger, à rêver, à fantasmer. Le sujet a peur de porter un *défaut* physique, une malformation qui le rende *laid*, comparativement à ce que la société considère comme une belle image adolescente, aux exigences de notre société narcissique. Aussi, la sexualité de l'adolescent et tout ce qui l'entoure, influencent considérablement ses conduites et l'image de son corps (Marcelli et Braconnier, 1998).

Selon ces auteurs, l'adolescent utilise son corps comme un support de discours social, c'est-à-dire, pour communiquer avec la société, afin d'exprimer ce qu'il ressent, ce qu'il désire, ce qu'il est, de se différencier d'autrui et de rechercher une ressemblance rassurante avec les autres, en particulier les adultes, les pairs : le phénomène de mode ou de tatouage en est une illustration. Les besoins physiologiques du corps tels le sommeil, l'alimentation, l'hygiène, la vêture ou la parure sont des moyens d'interaction avec les objets externes (personnes de l'entourage, images parentales). « Une des caractéristiques de l'adolescent est de se servir de son corps et des conduites dites somatiques comme mode d'expression de ses difficultés, mais aussi comme moyen de relation » (Marcelli et Braconnier, 2008, p.131). À travers l'habillement, la coiffure, le maquillage, l'affût de la mode, le sujet exprime de façon symbolique l'identité sexuelle. L'hystérie, l'anorexie mentale sont des signes de malaise.

La place privilégiée de la présentation physique à l'adolescence avait déjà été décrite par Sillamy (1980, p.24) en ces termes « l'adolescent traverse une période narcissique durant laquelle il s'occupera beaucoup de son corps, cherchera à l'embellir, à l'orner (recherche vestimentaire, maquillage), à souligner les traits distinctifs de sa virilité ou de sa féminité pour s'affirmer en tant que personne ». Jeammet cité par Marcelli et Braconnier (1998, p. 121), affirme dans le même ordre d'idées que : « le recours au corps est à l'adolescence, un moyen privilégié d'expression. Le corps est en effet un repère fixe pour une personnalité qui se cherche et qui n'a qu'une image de soi flottante. Il est un point de rencontre entre le dedans et le dehors, en marquant les limites…Le corps est une présence tout à la fois familière et étrangère : il est simultanément quelque chose qui vous appartient et quelque chose qui représente autrui et notamment les parents…Enfin, le corps est un message adressé aux autres. Il signe généralement les rituels d'appartenance notamment sous la forme de mode ».

Plus que le garçon, la fille s'intéresse à l'attrait physique et craint de ne point répondre aux critères caractéristiques de la belle image adolescente telle que décrite par la publicité. Car en effet, « entre l'adolescent et les médias, il y a un flirt » (Allard, 2000, p. 329). Selon cet auteur en effet, l'adolescent est fortement influencé par les modèles audiovisuels transmis par les médias. Il en tire des objets d'identification dont il se sert pour mettre en évidence sa personne. Tel chanteur, tel acteur de cinéma, tel héros de roman, sera alors la vedette idéalisée de l'adolescent qui s'efforcera de lui ressembler. Les tenues vestimentaires, les soins corporels, les conduites alimentaires, bref toute tendance esthétique observée chez l'adolescent sera calquée sur le modèle véhiculé par les médias. Le Moi-idéal en édification chez l'adolescent, se constitue par projection, puis par incorporation des images médiatisées dont la publicité amplifie la consommation.

« Le petit écran a un attrait, car il montre les vedettes de la chanson que l'on aime, que l'on admire. Le visionnement des clips rapproche l'adolescent des idoles du showbiz qui assènent leurs chansons en s'appuyant sur les images chocs au service de leur image de marque (...) Les rêveries adolescentes vont se projeter sur tous ces personnages glorieux, célèbres, dont on s'attribue l'image, le poster » (Allard, 2000, p. 331).

En définitive, la puberté renouvelle le corps et la personnalité de la jeune fille et du jeune garçon. L'adolescent(e) se sent grand et revendique son autonomie. Le sujet se sait désirable et utilise son corps comme atout de séduction, il pense être prêt à l'acte sexuel et veut en faire l'expérience, ou à réaliser son passage à l'acte. Il revêt des potentialités intellectuelles qu'il veut démontrer à tous, surtout aux adultes de son entourage. Cependant, le phénomène de Mondialisation, le développement et la libéralisation des TIC entraînent un besoin d'affirmation de soi de plus en plus accru. La survenance d'une atteinte à l'intégrité physique à l'instar du viol, d'un vice de conformation tel un handicap psychomoteur entraînent un sentiment de disgrâce et affectent l'estime de soi. La complexification de la régulation du tempérament de l'adolescent devenu de plus en plus difficile au fil du temps entraînant une inefficacité dans les pratiques de suivi psychopédagogique, peuvent influencer considérablement toutes les aspirations adolescentes sus citées.

CHAPITRE 3 : CORPORÉITÉ AFRICAINE ET CONCEPTION DE LA PERSONNALITÉ

Parler de la corporéité africaine, c'est revenir sur la conception africaine de la personnalité dans laquelle on retrouve le corps et les autres instances qui la caractérisent. Ceci étant, nous sommes parti de la conception de la personne/personnalité chez Hebga et chez Sow, tout en mettant en exergue les différents phénomènes qui handicapent le quotidien des populations, et dont le praticien devrait tenir compte lors des différentes pratiques thérapeutiques.

3.1. La conception de Hebga : le corps et les autres instances de la personne/personnalité

Les travaux de Hebga pour éclairer la conception du trouble mental en Afrique partent d'abord de la conception pluraliste de la personne. Récusant la conception dualiste de l'homme prônée par les philosophes de l'Antiquité (Platon, Aristote) des époques médiévale, classique (Saint Thomas, Descartes) et moderne (Bergson), il affirme qu'«il faut dépasser le dualisme théorique et assumer résolument le pluralisme pour expliquer les phénomènes de notre expérience humaine surtout ceux que l'on appelle paranormaux» (Hebga, 1998). L'approche africaine de la personne est donc pluraliste. Le tableau suivant illustre bien cette conception pluraliste du composé humain:

Tableau 3: le composé humain dans la pensée anthropologique africaine

Peuples	**Corps**	**Souffle**	**Ombre**	**Esprit**	**Cœur**	**Divers**
Basaa (Cameroun)	Nyuu	Mbuu	titii		Nnèm	
Duala (Cameroun)	nyolo	Mudi	edingè		Mulema	
Ewondo (Cameroun)	nyol	Evundi	nsisim		Nnèm	
Fon (Bénin)	agbaza	Sè	yè	lidon		
Moba (Togo)	gbamant	Fwon				kyabil
Alladian (Côte d'Ivoire)	eduwulu		inhin	woawoe		
Banyarwanda (Rwanda)	umubiri	ubuzima	igicucu	nitu	umutima	
Baluba (Congo Démocratique)	mubidi	Moyo	mudidimbi			dina : nom
Gula iro (Tchad)	yuu	Fiiu				
Bafende (Congo Démocratique)	nwila	Givu	gioule			
Bakongo (Congo Démocratique/Angola)	nitu	Moyo	kini			zina : nom
Mbundu (Zaïre)	etima	omuenyo	ocililemba			
Kikuyu (Kenya)		Uzima	kiruru			
Zulu (Afrique du Sud)	umzimba	ukuphila	isitunzi			

Source: Hebga (p. 90)

Il faut signaler que le tableau ci-dessus n'est pas assez exhaustif dans la présentation générale du composé humain en Afrique. Car cette lecture multidimensionnelle de l'Homme ne couvre pas la diversité des anthropogonies des sociocultures africaines ; les Sawa-Duala par exemple, ont une conception de l'Homme qui en fait un composé de plus de trente éléments. Malgré cette remarque, nous nous sommes appuyé sur les travaux de Hebga pour démontrer le caractère pluraliste de la conception africaine de l'Homme.

3.1.1. Fonctionnement interne du corps et interactions avec les autres instances

Les phénomènes paranormaux ont été étudiés à partir des instances du schéma triadique ou pluraliste du composé humain. En fait, Hebga a démontré le lien entre les instances du composé humain et les discours concernant les phénomènes comme l'action à distance, la bilocation, l'apparition des vivants, la magie, la sorcellerie, etc.

Cet auteur distingue, d'une manière générale, trois instances de la personne: le corps, le souffle et l'ombre. Le corps est la totalité organique, la matière intégrée, la totalité de l'homme vivant; c'est ce qui tombe sous les sens, c'est l'épiphanie de tout l'homme vivant. Le souffle ici n'est pas le souffle vital, c'est plutôt le signe; il nous donne l'illusion de sentir, de voir, d'entendre, d'appréhender la vie par nos sens; c'est l'équivalent des termes grecs: âme, esprit, *pneuma*, *psyché*. Le souffle est donc la personne toute entière sous l'angle de la vie: c'est donc la personne en tant que vivante, mais aussi l'énergie. L'ombre c'est toute la personne vue sous l'angle de la mobilité, de l'agilité, échappant aux barrières du temps et de l'espace. L'ombre-interne encore appelée âme-ombre est un signifié abstrait auquel renvoie l'ombre matérielle; c'est l'homme disposant des capacités lui permettant d'échapper à la pesanteur et à la saisie par les sens. On ne peut saisir l'ombre-interne qu'à travers une ascèse au cours de laquelle il faut parvenir à dépasser la représentation fournie par l'imaginaire.

Cette dernière instance est souvent utilisée pour atteindre la personne: «ce qui frappe l'ombre, frappe le vivant. L'identité entre les deux permet à la magie d'envoûter une personne par le moyen de l'ombre» (Hebga, 1998, p. 113). Une étude faite par Nimisi (cité par Hebga) a montré que l'*igicucu* quitte le corps du dormeur pendant le sommeil pour aller errer au loin, tout en restant actif. Ainsi, tout ce que nous croyons sentir, voir, entendre pendant les rêves est dit vrai en ce sens que c'est notre *igicucu* (*âme-ombre*) qui le voit, l'entend ou le sent, au cours des pérégrinations qui l'amènent dans des endroits inconnus.

En réalité, ces trois instances sont co-présentes. Les faits de personnalité et de comportement sont gérés par elles; chacune en rend compte dans une perspective complémentaire de celle des deux autres. Les faits de comportement ont une explication qui est liée à un contexte culturel bien précis. C'est pourquoi, en ce qui concerne les manifestations des revenants nuisibles, on parle de mauvais souffles (*mimbu mimbè*) en basa'a; mauvaise ombre (*bebe minsisim*) en ewondo.

Le cœur, dans cette logique, est aussi une instance de la personne au même titre que l'ombre et le souffle. C'est le siège de l'intelligence, des affects et de la volonté. Pour montrer ses fonctionnalités dans la dynamique de l'être humain, nous pouvons prendre quelques exemples probants. Commençons par citer ce dicton basaa: «c'est le cœur qui partage les gâteaux de courges» (ŋem wòn u nkap nkono), pour dire que «le cœur a ses raisons que la raison ne connaît pas». Le cœur est en réalité le lieu psychique, c'est le nœud des puissances du connaître et du sentir. Hebga (p.124) a pu utiliser quelques expressions liées à l'instance cœur dans les langues africaines:

En ewondo: - je suis en colère signifie que le cœur me brûle dans le ventre,
- j'ai du chagrin signifie que le cœur me fait mal;

En basaa: - je suis très effrayé, désespéré signifie que le cœur est fini dans mon ventre;

Au Rwanda: - avoir un cœur qui attend signifie être attentif,
- avoir habituellement du cœur signifie être attentif,
- avoir un cœur peu nombreux signifie être sot.

Le cœur est donc l'instance centrale, la personne totale, voire son intérieur. C'est aussi à la fois l'organe de l'homme et son énergie. Chez les Kissi, on dit souvent que les sorciers se sont emparés du cœur de leur victime durant le sommeil. Une fois mangé, l'homme dépérit. Le cœur est donc un coprincipe ontique avec le corps, le souffle et l'ombre.

Ces instances, ou encore structures relationnelles, sont concomitantes. Dans l'interaction avec les éléments de la nature, nous constatons qu'il y a une action dynamique puisque l'univers est un champ de force, un champ énergétique dans lequel les forces supérieures peuvent anéantir les plus faibles. C'est pourquoi, selon Hebga (1998), le corps étant l'oblation de la personne, on peut facilement comprendre certains phénomènes paranormaux comme les incubes, les succubes, la bilocation à travers la déchosification du corps.

Pour montrer la relation qui existe entre les instances de la personne et les phénomènes paranormaux, Hebga a tenu, avant de les présenter, à préciser que les différentes instances, de même que leurs composantes, constituent des pôles auxquels on affecte ce qu'il nomme coefficient de subtilité ou de spiritualité, justifiant ainsi par là-même, l'existence des phénomènes paranormaux.

En effet, selon lui, l'univers est une espèce de conscience, la matière est le degré le plus bas de l'esprit, l'étoffe de l'univers est une et c'est l'énergie de nature psychique à travers laquelle sont taillés tous les êtres. L'énergie est le tissu commun de tout, la matière est douée d'énergie, elle est énergie; le corps est l'épiphanie de la personne; le souffle, c'est la personne considérée comme vivante, c'est l'énergie; l'ombre c'est la personne comme agile et maîtresse de l'espace et du temps. Tout ceci appartient au concept imagé de champ et c'est ce qui peut expliquer l'action à distance à travers l'influx de médiation puisqu'il y a des médiateurs, des émetteurs et des récepteurs. Tout ce que nous venons de présenter montre que les phénomènes paranormaux, que nous allons présenter ci-dessous, ont une influence sur l'imaginaire, c'est-à-dire les représentations, les croyances et le vécu des Hommes.

3.2. Le composé humain en Afrique Noire : l'approche pluraliste

Conformément à cette ligne en approche, Hebga découvre, c'est-à-dire met à jour une conception kamyt du composé humain qui se décrit comme suit :

- cette conception comprend trois instances, c'est-à-dire étymologiquement trois faits qu'on peut cerner de près et qui sont : « l'ombre », « le souffle » et « le corps ». Hebga les déduit d'un environnement conceptuel où chaque ethnie kamyt actuelle dans ses traditions philosophiques spécifiques a plusieurs mots pour désigner parfois la même chose et/ou pour signifier la pluralité du sujet. Fait normal depuis l'Égypte des Pharaons ; il est en effet acquis selon le sage bambara que « les noms de la personne sont nombreux ». Il faut préciser ici que le tableau récapitulatif des descriptions anthropologiques de la pensée chez les traditionalistes kamyt ne doit pas oblitérer les recherches antérieures de Hebga dans lesquelles il fait un effort constant pour penser le composé humain, ne serait-ce que celui des traditionalistes basa'a (Hebga 1973) ;

- les instances de la personnalité sont « coprésentes » et siéent en leur opérationnalité à une lecture phénoménologique à la fois aux plans philosophique et scientifique. Elles ont une nature énergétique. Ce fait n'est ni nouveau, ni problématique en lui-même, car c'est ce que pensent les savants et traditionalistes kamyt au moins depuis la fin du Prédynastique. Nous rappelons ici que les sculptures, les peintures rupestres préhistoriques, les faits de momification préhistoriques renvoient à des philosophies vitalistes. Le problème est ailleurs, logé en ces descriptions énergétiques du sujet qui s'inspireraient des sciences physiques relativistes et quantiques ;

- les instances de la personnalité participent comme de manière intentionnelle au fonctionnement du sujet. Les conclusions de Hebga (1998) sont à la mesure de cet engagement : « chaque instance n'est pas une partie de la personne, mais la personne toute entière perçue sous un angle particulier », « les instances ne sont pas autant de substances la subsistance de chacune n'étant que virtuelle, quand on les prend séparément », « il ne faut pas prendre les instances pour de simples aspects ou points de vue pris sur la personne, puisqu'il y a possibilité d'action séparée de l'ombre, par exemple, et subsistance virtuelle de chacune à l'état séparé. Ce sont plutôt des constituants essentiellement relationnels » ;

- l'anthropologie kamyt suppose une approche « épiphanique du corps ». « Une autre objection faite à la théorie épiphanique du corps est qu'elle réduirait ce dernier à une simple apparence. En fait, il n'en est rien. Il faut distinguer, en effet, entre apparition et apparence, entre corps apparitionnel et corps apparent. Apparence s'oppose à réalité, tandis qu'apparaître signifie se rendre visible et s'applique aussi bien aux êtres réels qu'à ceux qui ne le sont pas. Ce dernier cas, celui d'êtres irréels qui se feraient voir, relève de la psychologie pathologique. On parle alors d'illusion, d'autosuggestion, d'hallucination pseudo-sensorielle. Ce qu'il faut retenir, c'est que le corps humain n'est pas une chose, un certain volume et un certain poids découpés dans l'épaisseur du réel extérieur, et mû par un moteur qualifié d'immatériel ou spirituel, que l'on nomme esprit, âme, conscience ou psychisme. Le corps, c'est l'oblation de la personne à sa propre appréhension sensible et à celle d'autrui » (Hebga, 1998, pp. 167-168).

3.3. Expériences du corps et phénomènes paranormaux d'après Hebga (1998)

Il existe dans la réalité quotidienne des Africains, des phénomènes paranormaux qui troublent la dynamique de l'Être. Lorsqu'un sujet en vient à être atteint, à travers l'action d'un être malfaisant, il n'hésite pas à consulter soit un pasteur, soit un prêtre, soit un imam ou tout religieux qui peut l'aider, sans oublier un spécialiste de la tradithérapie. Parmi ces phénomènes paranormaux que nous observons le plus souvent en Afrique, et qui font par ailleurs l'objet de plusieurs consultations dans les différentes cliniques, nous pouvons citer: la lévitation, la multilocation, les apparitions et visions, l'action à distance, l'ensorcellement, les agressions sexuelles des êtres incorporels, les métamorphoses d'hommes en animaux, le cannibalisme mystique, les forçats de l'au-delà, le Kon et le Famla. La réalité de ces phénomènes montre que le patient africain est confronté à plusieurs types de troubles qui déstructurent son existence ainsi que le vécu de sa personnalité.

Après cette présentation des travaux de Hebga, il importe à présent de nous intéresser aux travaux de Hebga et Mayi qui rendent compte des perspectives théoriques modernes, en ce qui concerne le débat sur la conception du corps et de la personnalité en psychopathologie africaine.

3.4. Hebga et Mayi dans la psychopathologie africaine

3.4.1. Sur les repérages paradigmatiques égypto-nubiens de la psychopathologie africaine

Hebga (1968, 1973, 1982, 1995, 1998, 2002, 2007) et Mayi (2017, 2016, 2010, 2009,) ont marqué leur intérêt pour ce que les historiens européens et leurs disciples kamyt actuels appellent « Egyptologie ». Ils ont aussi abouti sur la base d'un repérage de type philosophique à des descriptions qui susciteraient l'intérêt des philosophes de la *Maât*. Hebga a tiré autant qu'il le faut les conséquences de l'antériorité des philosophes Egyptiens au plan théorique, même s'il n'était pas spécialiste de philosophie égypto-nubienne. Il faut relire ces pages de *La Rationalité*, où tout en critiquant le philosophe allemand Wilhem Friedrich Hegel, Hebga, en « esclave des champs » célèbre en quelque sorte ses origines pharaoniques.

La philosophie égypto-nubienne est la philosophie classique kamyt, elle joue vis-à-vis des philosophies précoloniales, c'est-à-dire post-dynastiques, médiévales et de la période de l'impérialisme occidental montant, le même rôle que les philosophies grecque et romaine vis-à-vis des spéculations philosophiques européennes médiévales et post-médiévales (Renaissance, périodes modernes et contemporaines). Que disaient les philosophies kamyt antiques du composé humain et/ou plus simplement de la personne ? Ils l'appelaient « mu_t » = « personne, homme » ; « mu »> « mu_t » = « être personne de sexe féminin » ; « mu » (basaa)= « être personne », « me » (Grass Fields) = « personne », « mum » (bafia)= « être personne, homme ». Ces descriptions linguistiques valent réponse. C'est bien du côté de la mort, de la momie et du sacré qu'il faut lire le composé humain en Afrique Noire.

En effectuant nos recherches, nous avons noté que selon l'égyptologue, les savants de la Vallée connaissent ou non une inflation d'instances dans les reconstruits. On parle de neuf, de douze instances. Mais il nous semble à bien lire la littérature que toutes celles-ci peuvent se ramener à trois. La conception kamyt de la personnalité est donc pluraliste. Les faits se présentent comme suit :

- l'instance dans la logique et les langues kamyt est le « nom ». La personne a des noms, c'est-à-dire des mots qui dénomment les catégories de choses qu'elle représente ;
- pour les savants antiques, le sujet est « ka », « ba » et « sad ». Le « ka » est l'être approché comme détermination de l'être cosmique général, abordé du point de vue énergétique, vital et dynamique. Le « ka » au niveau du sujet, renvoie à la dialectique du général et du particulier, de l'universel et de l'individuel. Le « ba » est une modalité ou une modalisation du « ka » et les philosophes l'entrevoient comme un « ka » individualisé, personnalisé. Le « ba » c'est le sujet ; il peut abandonner l'enveloppe charnelle, se mouvoir hors de la tombe, revenir dans les lieux autrefois fréquentés par le sujet, etc. Le « ba » est le sujet en tant qu'il est mobile. C'est l'oiseau « ba » mieux « ramṯu » qui entre dans le « Jardin des Roseaux » nom par lequel le paradis est signifié dans le *Papyrus d'Any* ; et on découvre ici une influence nette de la culture négro-africaine sur les théologies montantes juives, chrétiennes et musulmanes. « Le ba est l'être » (Anselin 1999, p. 145) cité par Mayi (2010) ; ce mot est lui-même fondé sur des attestations lexicologiques sures. Enfin, on distingue le « sad » ou corps.
- on distingue bien d'autres niveaux d'opérationnalité : le « xaybi_t » qui est une description de l'ombre, le « tax » qui

participe au jugement et donc à la rationalité, le « h̲a_t » qui est « ventre et bas-ventre », le « xâ », l'« ib », etc. Ces niveaux d'opérationnalité si l'on fait attention fonctionnent comme des descriptions des trois précédentes. Ajoutons ici que Schwaller de Lubicz est célébré pour sa description et sa compréhension des faits de composé humain des prêtres, mais a-t-on suffisamment réfléchi sur l'impact de l'impérialisme métaphysique occidental et sémitique, sur son interprétation des faits. Elle donne l'impression d'être une « colonisation heureuse ».

- la synonymie des instances. Ainsi, les traditionalistes basaa continuent à défendre les thèses des philosophes classiques : en provenance de la grotte, le sujet est « mbuu » (« ba »), il ne s'incarne jamais mais se présentifie en un corps organique vivant « nyuu » et appelé « sat » en langage initiatique et dont il se dissocie à la mort de la personne, devenant ainsi « yik », alors que le cadavre est appelé « sat » ; mais dans les contextes rituels le « yik » est aussi appelé « sat ». Bien avant les traditionalistes basaa, les savants de la Vallée utilisaient des concepts renvoyant aux instances de la personne, en les traitant très fréquemment comme des termes synonymes. C'est ce qui explique aussi le succès du concept de « ba » qui se substituait fréquemment dans le langage et dans les analyses à tous les autres. Ce qui dicte aussi cette attitude au-delà de la synonymie plus ou moins forte entre les instances, c'est la valeur descriptive de ce concept comme le lecteur le notera en bien des endroits de cette contribution.

3.4.2. Six instances en trois

À partir des travaux de Mayi (2010, 2009, 2007), si l'on abandonne la position métaphysique pour abonder dans celle qui fonde la division des sciences, la trichotomie « ka »-« ba »-

« sad » devient une hexachotomie car chacune des instances se dédouble comme suit :

- le « ka » est le « ka » énergie archétypale et l'« ax » une dimension de la personnalité, une instance personne qui est le sujet en tant qu'il a des sentiments, des pensées, qu'il est susceptible d'agilité, etc. ; « ka » (duala et basaa) = « étincelle, énergie cosmique, pangolin », « ka » (duala) et « kaa » (basaa) = « juger, confronter son énergie à celle d'autrui ». Dans certaines analyses, l'« ax » se confond avec le « ka » et/ou se dissocie de celui-ci en tant que sphère personnalisée de l'énergie. Il est, en effet, la dimension personnalisée du « ka » telle qu'elle se présente chez une personne. « Ax » = (1) esprit, totem, défunt bienheureux, (2) composante de la personnalité humaine ; « yik » (basaa) = « qui reste après la mort, dimension du sujet identique au « sat » et au « mbuu » et qui demeure après la mort et qui est un principe philosophique qui n'est plus vécu comme tel ; mais on connaît « yik » = « veuf » littéralement « qui est demeuré après la mort de son conjoint (c'est-à-dire littéralement de ce qui lui était associé) ». Le causatif du terme pharaonique est « sax » = « rendre merveilleux, Bienheureux, béatifier, glorifier » ; « sax » = « paroles aux morts, hymnes pour les morts », la déesse Nephtys s'appelle « Sax_t » et lorsqu'on connaît son importance dans le culte des morts, on ne peut que déduire ce qui suit : « pa-sax »> « psax » « psuxê » (grec). Le mot grec est bien d'origine kamyt et les significations que les auteurs notent (« psuxê » renvoient à une âme, à un esprit, etc.) sont la conséquence des philosophies de la Vallée. Là où le théologien voit un Bienheureux, un « axu » cette ombre du corps qui ne reste pas dans la tombe, le savant psychiatre pense le sujet comme personne pensante et agissante, fusse sous la dictée et/ou avec l'aide de son ombre ;

- le « ba » est (1) l'énergie vitale archétypale qui parcourt le sujet et qui n'est pas moins « ka » et « ax » ; « mbuu » (basaa) = « souffle, énergie vitale ». On peut encore qualifier celle-ci d'âme par attrait pour la pensée européenne et/ou arabisante. Mais la notion d'âme n'est pas africaine. Le « ba » n'est jamais que le « ka » analysé sous sa dimension aérienne. Le « ba » est aussi (2) le « sang » « sanif ». Les transcrits « snf » correspondent selon les cas à « sang » et à « respiration ». On restitue bien le sémitique « sanifu » = « sang » ainsi que le kiswahili « sanifu » = « standard, référentiel ». Ceci explique les discours consignés dans la *Bible* et qui portent sur le sang, sa manipulation et ses tabous. Le scribe hématologue antique était bien philosophe, cela s'entend. Le souffle vital ne se voit pas avec les yeux ordinaires, il s'intuitionne. C'est le contraire pour le souffle du mourant et/ou de l'homme dans le coma et qu'on note avec un miroir phallique (« ânx » = « vie ») ; et pour le sang qui coule lorsqu'on est blessé ;

- le « sad » est doublement le corps vécu sous sa dimension éthérée et sous sa dimension biologique restreinte et/ou mortelle, corruptible et susceptible de cadavérisation ; « sma ta » = « être enterré », « sma » = « tuer, massacrer, abattre » ; basaa : « sem » = « tuer, couper, trancher, sacrifier ». On reconnaît le grec « soma » = « corps ». Basaa : « sat » = « (1) cadavre, (2) corps éthérique d'utilisation dans les pratiques initiatiques, (3) esprits, puissance tutélaire rendant compte des fétiches ». Dans les tombes à côtés de la momie et/ou des restes, s'exécutent sur les parois rupestres, selon une bonne vieille tradition saharienne et donc antérieure à l'Égypte et qui a fait date, des formes éthérées ; le corps éthérique vit de vie. C'est lui qui se nourrit, qui se laisse découvrir tel qu'il veut l'être sur les murs. Lui ne meurt pas. S'entend alors une dialectique spécifique. Qu'est-ce qui meurt et qu'est-ce qui vit ? La réponse est elle-même une question : « Qu'est-ce qui naît à la vie et qu'est-ce qui vit parce que présentification de faits préexistant à la vie ? »

Pour les savants prêtres, notre vie était un parcours et on y entrait comme on en sortait. Le préexistant est dimensionné comme « ka », « ba » et « sad » ; le corruptible comme « ax », « sanif » et « soma ». Du préexistant à l'existant, il y a le long chemin qui conduit de la puissance à l'acte, du « Nun » au monde quotidien. De nombreux signes notamment anthropomorphes sont là pour rappeler que les défunts de même que les déités et ceux qui sont à naître ne sont pas désincarnés et qu'ils ont aussi un ventre, une barbe, une tête, des mains, des pieds, bref, ces organes si typiques qui fondent notre humanité. Ils les possèdent mais sous le mode d'être de l'archétype, du potentiel, du virtuel comme on dit en physique.

On a donc six instances ou sous instances qu'on récapitule dans le tableau suivant.

« ka »		« ba »		« sad »	
« ka »	« ax »	« ba »	«sang», «air» « psychisme »	« sad »	« soma »
Philosophie	Psychologie	Philosophie	Hématologie	Philosophie	Biologie
		Sciences et techniques du souffle respiratoire			
Sciences de ce qui est aérien, Le psychisme est aussi dans la pensée antique un élément arien d'où l'étymologie de folie, de « folis » (latin) = « outre gonflée d'air »					

La perspective classique est intéressante en ce qu'elle montre le lien qui unit les rationalisations des philosophes et des théologiens à celles des savants. À tout moment, la spécificité d'une instance peut être réfléchie pour dissocier le point de vue spécialisé (celui de la science) de celui plus général et plus profond qui est celui de la philosophie. Mais en même temps, l'identité des contenus demeure, permettant à la philosophie d'intervenir en toute légitimité et en toute légalité dans le domaine des sciences.

3.4.3. Le Pharaonique comme vocabulaire de références pour les sciences africaines

En observant le vocabulaire classique et en le comparant à celui de nos langues actuelles, on comprend ce qui s'est passé. Les notions de « souffle », de « corps » et d'« ombre » sont des efforts de traductions, traductions littérales surtout parce qu'il faut éviter d'aliéner les contenus des mots de nos langues lors de leur rendu dans les langues étrangères. Et c'est sur ce plan qu'il faut connaître l'une de conséquences heureuses du comparatisme égypto-africain : des notions et vocabulaires scientifiques égypto-nubiens précis peuvent servir à traduire les expériences générale et spécifique des peuples kamyt. C'est ainsi que le lecteur observera que « souffle », « corps » et « ombre » loin d'être uniquement des traductions qui se veulent littérales des faits linguistiques kamyt, en sont peut-être beaucoup plus des métaphores, conséquences du commerce entre nos univers ethnolinguistiques et ceux des peuples européens. Il est donc nécessaire que les philosophes et scientifiques kamyt prennent l'habitude de fréquenter activement la langue des prêtres savants, et non pas seulement de se faire connaissant du grec, du latin, de l'hébreu et/ou de l'arabe lorsqu'ils veulent aborder concrètement les réalités kamyt qui les interpellent. Ils prendront alors l'habitude de se rendre compte dans un jeu de miroirs entre la mère et ses enfants, de la réalité des concepts philosophiques dans la pensée classique. C'est pour cela que nous considérons les expressions anthropologiques de « souffle », de « corps » et d'« ombre » comme les conséquences d'un dire non pas dans nos langues maternelles respectives, mais dans celles des étrangers lorsque nous ignorons la culture classique. Ces expressions sont comme beaucoup d'autres, des conventions de traduction ; elles ne sont pas de véritables concepts scientifiques et philosophiques créditables d'africains. Ainsi au lieu de dire que l'homme est « souffle », « corps » et « ombre », il vaudrait mieux dire que ses noms sont « ba », « sad » et « ka », qu'il est (et/ou a un) « ba », (un) « sad » et (un) « ka ».

3.5. Les habits du dualisme : un invariant europhilosophique

Une autre contrepartie du vécu de l'homme dans les steppes eurasiatiques est ce qu'on peut appeler un « vécu archéologique » de commerce avec le psychotronique et qui explique le dualisme. Les mots « âme »< « anima » (latin) et « psuxê » sont d'origine méridionale, mais ce qui s'y investit est un vécu préhistorique antérieur à l'influence nègre égyptienne. À l'époque, les savants de la Vallée du Nil le savaient eux qui rappelaient que les Caucasiques faisaient commerce avec certaines individualités qui se projettent dans les noms de divinités que Cheikh Anta Diop nous a rappelé dans ses recherches. Le nom de ces êtres personnes est connu ; il est le même en basaa et en Pharaonique ; deux consonnes appuyées sur deux semi-consonnes.

Ces informations que nous apportons expliquent l'attrait pour le corps, le charnel, le bien et dans la même dialectique, l'hostilité réparatrice vis-à-vis d'eux. Ce serait ces faits évolutifs qui permettraient de cerner l'origine lointaine dans les faits d'anthropologie néolithique de l'opposition catégorielle radicale entre le corps et l'esprit d'abord éthéré. À cette lointaine époque, les faits paranormaux subissaient déjà un conditionnement intellectuel dualiste, même fragmentaire. Avec le temps, rien ne s'opposait à ce que des schémas dualistes soient validés dans leur utilisation interprétative, le dualisme ayant surtout pour but de permettre une compréhension et une interprétation du fait psychotronique dans le cadre d'une relation entre l'éthérique et le corps charnel. Il part du fait qu'une dimension éthérée peut régir le corps charnel et participer à la mobilité du sujet.

Ainsi, si les Kamyt ignorent le composé humain de type indoeuropéen et sémitique (l'opposition « corps »/« âme » avec ses multiples corrélats fonctionnels), ils admettent par principe qu'à l'origine le psychisme, la pensée, la conscience, sont aussi corporels et le demeurent constamment toute la vie du sujet.

3.6. La conception de Sow

Chez Sow (1977), les éléments fondamentaux qui constituent la personne-personnalité en Afrique sont: le corps ou enveloppe corporelle (réceptacle organo-psychique), les principes vitaux et les principes spirituels. Le corps est périssable et ce sont les principes vitaux qui animent le corps. Le principe vital contrôle la physiologie du vivant et l'autre principe est à la base de la vie psychique; c'est le principe organisateur interne et qui est, en même temps, le centre de la force vitale dont le rôle est de vivifier l'individu en tant que réalité bio-psychosociale (vie, puissance, fécondité).

L'Esprit est, selon Sow (1977, p. 79), une sorte de «députation de la substance ancestrale en chacun de nous». Il renchérit en disant que cela témoigne de la présence de l'ancêtre, de son Verbe, de sa Loi. Son affaiblissement est souvent l'œuvre de la sorcellerie qui peut occasionner une mort directe, par l'atteinte du principe vital qu'est l'igicucu. Autrement dit, la sorcellerie est une voie économique pour détruire l'existant sans passer par le corps. Les sujets qui en sont victimes sont enclins aux angoisses aiguës et paroxystiques, au dépérissement lent et progressif.

Le principe spirituel est en relation avec le pôle ancestral. Il ne peut être détruit complètement que par l'ancêtre des ancêtres lui-même, c'est-à-dire Dieu. En agissant sur le principe spirituel, l'ancêtre retire chaque individualité de l'existence. L'expérience psychotique correspond à une mise en question de la relation verticale. Ainsi, l'image onirique, la vision hallucinée, l'état de transe possession constituent des voies de réconciliation ou de message avec la tradition ancestrale.

Sow (1977) a élaboré un schéma disjonctif de la personnalité pour montrer comment un agresseur peut parvenir à détruire les relations d'Ego. En fait, ce sont les doublets antithétiques qui sont responsables de l'affection d'Ego. Dans ce sens, la sorcellerie, comme le précise l'auteur, est le modèle matriciel fondamental de toutes les relations dynamiques intracommunautaires. La notion de conflit actuel est à la base de toutes les interprétations traditionnelles de l'affection mentale. C'est pourquoi elle doit être interprétée dans les termes où se pose le conflit; en insistant sur le matériau humain culturel. C'est la raison pour laquelle Sow (1977, p. 107) affirme:

> «la praxis africaine traditionnelle, quant à elle, se réfère essentiellement, en ses moments interprétatifs et thérapeutiques, à ce qu'on pourrait nommer «un collectif imaginaire structuré» qui est en même temps structurant: véritable sédiment des symboles collectifs qui mènent aux significations communes et dont l'origine sacrée (l'ancêtre) se trouve bien dans des thèmes culturels alors que dans la relation psychanalytique (avec une libido narcissique, structure individualiste) se circonscrit à un imaginaire singulier avec pour moteur le Désir (substance du sujet)».

Dans la pensée de l'auteur, si la maturité affective en Occident est liée à l'indépendance individuelle, en Afrique, l'épanouissement personnel est lié au sentiment d'une solide articulation du soi avec les axes constitutifs de la personne/personnalité. Si la thérapie occidentale vise à rendre le sujet autonome, en Afrique elle cherche à réarticuler l'individualité dans ses dimensions polaires fondamentales.

En outre, il faut aussi souligner que la personne-personnalité africaine n'est pas un système «achevé». L'être humain en Afrique est toujours perpétuellement «se faisant» sur les plans psychologique et psychopathologique. Les difficultés et contradictions sont toujours actuelles, conçues dans le cadre d'un développement incessant, étant donné que l'individualité est en devenir dans une existence vécue comme déploiement ordonné, dominé au sommet par la séniorité et l'ancestralité, et dont les étapes essentielles (initiation) permettent une intégration progressive dans un univers ordonné de haute teneur symbolique. C'est dans la vieillesse qui se rapproche de l'ancestralité, qu'on acquiert le statut de la personne pleine. Parlant de la nature de l'ancêtre, Sow (1978, p.105) écrit: «Ancêtre des ancêtres, le Dieu créateur est, d'une certaine manière, à la fois immanent et transcendant. La distance singulière qui sépare Dieu et les hommes nécessite la présence de relais, d'intermédiaires (les génies, les esprits, les ancêtres), la communication devant s'établir à tous les niveaux et le sacré imprégnant finalement le quotidien». On distingue trois niveaux dans la structure écologique de base de l'univers : les « micro- », « méso- » et « macrocosmos ».

Le « microcosmos » est le monde usuel, habituel, qui est celui qui tombe sur le sens et/ou qu'on peut observer grâce à des instruments. C'est le monde d'en bas des sages africains ; « sii » (basaa) = « terre, monde d'en bas, de la terre usuelle » ;

Pharaonique « ta » = « terre, univers habituel ». Le « mésocosmos » est le monde d'en haut. Il est peuplé de certains des contenus de l'imaginaire social structuré : esprits, défunts, ancêtres, divinités, animaux, plantes et minéraux totémiques, etc. ; « qay » = « monde élevé, monticule primordial où vivent les êtres du 'Nun' » ; « ngii » (basaa) = « monde d'en haut ». Le « macrocosmos » chez Sow est la réunion des deux premiers cosmos, car dans la pensée africaine ils ne sont pas superposés, ni séparables. C'est le règne de la compénétration. Chez nous, le « macrocosmos » est un troisième niveau d'instance à identifier à l'Etre et à la Force. Ce troisième niveau est en relation de compénétration avec les deux autres qui en découlent.

Ce triptyque explique les nécessaires relations d'entraide existant entre les habitants de l'au-delà, du pays des ancêtres ou « manu » et ceux du monde usuel. Dans la thérapie, l'homme reflète une perspective ontologique spécifique. Il y existe : -l'axe vertical qui montre que le sujet est en situation de continuité ethnique, familiale, etc. -l'axe horizontal qui reflète l'innervation du sujet dans son milieu socioculturel et -l'axe ontogénique qui renvoie à l'idiosyncrasie du sujet. Ceci définit, on le voit, trois niveaux de saisie de la conscience et de l'inconscient du sujet : la conscience et l'inconscient personnel, la conscience et l'inconscient familial et la conscience et l'inconscient ethnique. Tout praticien parvient à les restituer à travers les grands chaînons généalogiques.

3.7. Le corps comme lieu d'expérimentation des pratiques thérapeutiques en Afrique

Dans la pratique thérapeutique en Afrique, le praticien part du corps pour effectuer «un diagnostic de structure visant en fait à déterminer la signification de la maladie, afin d'apaiser l'angoisse existentielle au niveau de la totalité vécue du patient»

(Sow, 1978, p. 67). Le but ici est de rechercher ou d'identifier le conflit plus profond. Pour mieux réaliser cette tâche, il mène des investigations minutieuses au niveau du corps et des différents champs constitutifs de la personnalité totale, en rapport avec ses articulations structurales proches et lointaines. Dans ce sens, il se sert des instruments de diagnostic appelés ici mantiques.

La mantique est un système interprétatif reposant sur un univers de représentation. Elle ordonne une série de significations par rapport au signifiant, principe articulé sur le signifié culturel. Dans l'opération mantique, Sow (1978, p. 52) pense que «l'ensemble est fondé sur une parole vraie, selon le cas: Dieu, l'ancêtre (par l'intermédiaire d'un génie). Le support matériel de l'opération mantique, qui lui confère une structure, un sens et, finalement, une valeur de validité, c'est le génie: hypostase des lois naturelles».

On distingue deux types de mantiques:

- la mantique déductive dans laquelle on se sert d'un support matériel comme les étoiles, les astres, le sol, le sable, la terre, les pierres, les coquilles, le dessin et le tracé sur la terre, les végétaux, les oiseaux, l'observation du comportement des animaux, les osselets, les bâtonnets, les perles et parfois le corps humain, etc. Dans la pensée de Sow, il s'agit d'un outil psychologique et social de premier ordre, un instrument de contrôle efficace, une instance officielle de légitimation, contribuant à éliminer les sources de conflits non maîtrisés dans les relations sociales. La spécialisation des praticiens et la variété des pratiques thérapeutiques tiennent compte des trois registres étiologiques fondamentaux constituant les champs dynamiques conflictuels majeurs: la tradition-ancestralité (rapport avec la verticalité); la synchronie-expérience sociale (rapport avec l'horizontalité) et la famille (rapports intrafamiliaux). Pour Sow (1978, p. 87): «les guérisseurs africains méritent d'être appelés médecins. Car la médecine scientifique se contente souvent de traiter les lésions somatiques sans s'occuper des craintes et des angoisses des malades, alors que le guérisseur digne de ce nom tient surtout compte de l'âme et cherche toujours à établir un climat de confiance totale entre son patient et lui-même».

- la mantique inspirée qui est aussi un instrument de diagnostic dans lequel on interroge les couches profondes de la personnalité. Elle a une valeur par rapport à l'imaginaire thérapeutique. Sa manipulation permet au praticien de jouer un rôle important dans l'existence culturelle africaine. Il détient des codes permettant de décrypter les messages destinés à l'homme, à la société où il vit et à tout ce qui est destiné à son sort; il peut même pénétrer l'univers des signes médiateurs entre le monde et l'être humain. Pendant le traitement, il se singularise par un accoutrement particulier avec des habits voyants, hétéroclites attachés sur tout le corps. Sow (1978) nous rappelle, ici, qu'il se «sépare du monde profane pour entrer en relation avec le monde invisible» (p.97).

Notons également que parmi les mantiques les plus prisées de la Vallée, existait celle du scarabée qui était aussi le principe même de la révélation. Il est bien le « ngambi » basaa, duala, béti, bafia, sanaga, etc. La parenté phonétique et sémantique est ici évidente ; le grec « karabos » = « scarabée » est de structure consonantique « k-r-b ». On reconnaît sans difficulté « ngambi » de structure identique : « (n) g-m-b » ; phonétiquement « r » = « m ». L'identité est aussi à retenir avec le mbaï « kibi » = « scarabée ». Dans les systèmes thérapeutiques kamyt «ngam» est aussi synonyme de «ngambi». «Ngam» signifie «la mantique», « l'art de la double vision suprasensible » ; dans les lexiques on repère «gm» = «voir, trouver, avoir une vision». Le «ngam» ou «ngambi» est aussi lié à la géomancie, au dévoilement de la vérité par inscription de celle-ci dans le sol.

Lors de la cure, de multiples traitements impliquent le corps du malade. Pour le soigner, on fait des scarifications sur le corps, dont certaines ont pour but de protéger toute l'organisation de la personnalité : c'est ce qu'on appelle habituellement le blindage. Le sujet est protégé à travers ses barrières corporelles. Ceci veut dire qu'on peut renforcer l'énergie du corps ou l'affaiblir. Ce qui implique un contrôle des pulsions de mort susceptibles de s'investir sur le corps propre du sujet et ce, en rapport avec les angoisses qui se manifestent soit chez lui, soit dans l'environnement.

Le corps est important dans la logique du corps à corps. Déjà, les études portant sur l'enfant en Afrique Noire, montrent toute l'importance du corps à corps dans la maturation du sujet. L'individu apprend à investir l'enveloppe corporelle, à être son enveloppe charnelle. C'est la conséquence de la valorisation du corps dans la culture kamyt, où l'on peut dire : « dis-moi ton corps et je te dirais qui tu es ». Chez les Basaa par exemple, le *djingo*, (thérapie des « bisima ») est un exemple de pratique du corps à corps dans le cadre thérapeutique. Le thérapeute est conduit intuitivement à : -se rapprocher du patient ; -utiliser son corps comme instrument thérapeutique (la main qui guérit, le souffle qui éloigne le mal, etc.) ; -manipuler le corps du malade pour y insuffler des énergies thérapeutiques.

3.8. Dualisme, pluralisme et phénomènes psychotroniques : une relecture de la pensée de Mayi (2010, 2009, 2007) et de Sow (1977, 1978)

3.8.1. Deux approches dictées par les faits psychotroniques

À l'époque de dualisme triomphant, une question se pose absolument. Le dualisme peut-il justifier les phénomènes psychotroniques ? Nous répondons que non pour une raison évidente. Le dualisme est la conséquence d'une anthropologie de la culpabilité et non l'intégration en un tout rationnel d'intuitions savantes comme c'est le cas du pluralisme chez les savants prêtres égypto-nubiens. Ceci ne signifie pas que les savants occidentaux n'ont pas apporté de contributions intéressantes concernant les phénomènes paranormaux. Il faut plutôt envisager la chose différemment. Chaque fois que Hebga, par exemple, trouve du pluralisme là où le dualisme était attendu chez les auteurs grecs et chez ceux qui les ont suivis en Occident, c'est la conséquence de deux faits qui se conjuguent. Le premier est que ces empreintes de pluralisme reflètent l'impact des savants antiques Noirs sur l'intellectualité savante européenne et sur les élites juives et ultérieurement chrétiennes et musulmanes. Le deuxième est que, comme dans le cas du philosophe français René Descartes, face à la froide réalité des faits paranormaux, les intuitions pluralistes sont suscitées, tolérées et/ou acceptées.

La question ici est de savoir pourquoi malgré ces limitations, les grilles interprétatives dualistes sont-elles toujours acceptées ? On peut postuler deux raisons à cela et qui découlent de ce que nous avons dit plus haut. Le dualisme est devenu un archétype logique dans le bassin de civilisation nordique qui doit le sauvegarder au risque de perdre sa cohérence. Cet archétype logique contient en toile de fond l'opposition radicale entre le corps et l'esprit d'abord éthéré ; ce qui est la conséquence d'intuitions psychotroniques. Ceci signifie aussi que le psychotronique et sa fréquentation sont à la source même du dualisme. À l'époque où l'intellectualité indoeuropéenne se constituait lentement, les descriptions des faits de vécus psychotroniques subissaient déjà un conditionnement intellectuel dualiste, même fragmentaire. Ce processus s'est poursuivi avec les siècles jusqu'à nous, admettant de multiples réformes et rationalisations.

3.8.2. Le pluralisme comme pratique

Tout comme le dualisme, le pluralisme est devenu un fait de haute culture dans l'Antiquité et bien après. Contrairement au dualisme qui se fonde sur une anthropologie de l'expiation de la faute et de l'opposition corps/esprit, le pluralisme est le développement chez les prêtres de l'époque pharaonique d'un savoir-faire instrumental portant sur le paranormal. Ceci est une constante dans la philosophie classique qu'il n'existe pas de paranormal -car tout est normal- mais que le psychotronique, terme qui ne trahit pas un jugement de valeur, doit être vérifié par l'expérience et relève d'une science appelée aussi « hu ». Dans les initiations pharaoniques, « Hu » est le Logos, le Verbe créateur, le Verbe en tant qu'il est être-personne énonciatrice et/ou support de la parole et qui se réalise en monde ; quant à « Sia », c'est la parole, l'ordre pour sa réalisation. « Hu » et « Sia » sont aussi des archétypes de personnes, d'ancêtres dans le sens des traditionalistes et dont les spécificités se comprennent au regard de leur nom.

L'opposition entre « Hu » et « Sia » peut aussi revêtir celle existant entre le suprasensible et le sensible comme le basaa permet de s'en rendre compte : « saa » = « tâtonner pour savoir », « siyê » = « regarder, observer avec attention », « hu » = « aptitude à poser des actes qui prennent sens au regard du suprasensible ». En basaa, « hu » désigne ce domaine de connaissance privilégié que l'Occident appelle Psychotronique et/ou encore « paranormal » ; d'autres parlent de « métapsychique », etc. Mais on parlera aussi plus bas de « métaphysique pratique » faute de mots meilleurs, le terme de « métaphysique » ayant au moins la valeur de désigner ce qui se situe au-delà de la perception sensible. Il ne faut donc pas confondre la métaphysique pratique avec la métaphysique comme ontologie et qui est une discipline bien connue de la philosophie profane ; celle qui est d'enseignement dans nos Universités et que Hebga enseignait. Hebga excellait aussi bien dans la métaphysique pratique que dans la métaphysique (comme ontologie). Et comme les traditionalistes vous le préciseront, « a béna hu », « il ('a') avait ('béna') l'aptitude à la suprasensibilité, à la métaphysique pratique ».

Pendant l'Antiquité, le savoir-faire instrumental des prêtres médecins, psychologues et psychiatres portent sur des éléments de la métaphysique pratique qui sont entre autres :

- (ceux qui visent directement le sensible) :

(1) l'auto et l'hétérosuggestion ; (2) l'onirologie et l'onirothérapie ; (3) la méthode des entretiens thérapeutiques avec le patient ; (4) la rythmothérapie ; (5) les biotypologies ; (6) les psychotypologies ; (7) les sociotypologies ; (8) la psychologie ; (9) la psychiatrie ; (10) la psychothérapie ; (11) l'hypnose ; (12) efficacité symbolique à fond psychologique (manipulation des symboles, des contenus de l'imaginaire pour déclencher des abréactions contrôlées) ;

- (et ceux qui visent directement le suprasensible) :

(1) les techniques de projections à travers le « ba » ; (2) l'action à travers le « ba » (action à distance et actions par le biais de la suprasensibilisation) ; (3) l'illumination de la conscience par la méditation par des pratiques rituelles et

initiatiques (le yoga existait déjà) dont le but ultime était le renforcement du « ba » ; (4) les exorcismes qui sont une conséquence des thérapies du « ba » sur la base de ce qu'on en sait ; (5) l'utilisation des régressions et du sommeil hypnotiques ; (6) la mantique appliquée à l'onirologie et qui donne l'oniromancie ; (7) le développement des arts rythmiques ; (8) des danses et des musiques sacrés ; (9) la mantique sous différents aspects. Ici on distingue : la chiromancie, la numérologie, la géomancie, l'anatomie corporelle servant à des applications mantiques, l'astrologie, la cartomancie, les mantiques inspirée et déductive faites à même le sol par des moyens divers ; (10) arts de la parole sacrée et initiatique ; (11) rituels de croissance et de maturité ; (12) les techniques d'accompagnements des mourants, des défunts, etc.

Les traditions initiatiques et thérapeutiques des prêtres étaient diversifiées. Et c'est ici que nous souhaitons revenir sur trois aspects fondamentaux : le « scarabée » insecte totémique de la gnose des prêtres savants, le « ba » à la fois chose et concept de puissance et d'action faite sur la base de cette puissance, et l'efficacité symbolique.

3.8.3. La science du « ba » ou l'art de cultiver ses potentialités énergétiques

Le « ba » est une étoffe énergétique. En termes de suprasensibilité elle est au sujet vivant (homme, animal, plante) ce que le sang, le souffle, la sève, la photosynthèse sont en biologie animale et végétale. On peut le cultiver, le renforcer, en accroître la vitalité. On peut aussi agir pour amoindrir ou affirmer le «ba » d'une autre personne. Ainsi, le «ba» participe de manière dynamique aux engagements du sujet. Il est le sujet et le sujet connaissant peut l'utiliser comme médium. On parle de projections à travers le «ba» défini comme une instance

« individuelle qui, après la mort, retrouve son individualité et peut errer à son gré (…) un principe spirituel qui peut apparaître indépendamment de son support physique, agir pour son propre compte, 'se représenter'» (Sauneron, p. 9) cité par Mayi (2010). On restitue bien ici le parentage entre les basaa « mbuu »= « souffle vital » et «mbuu» compris par conviction coloniale comme «âme» mais en réalité « personne projetée comme instance mobile et vitale du sujet ». «Mbuu» basaa désigne aussi tout ce qui relève du domaine de l'éthéré et/ou qui s'identifie au principe vital d'une chose.

Le « ba » suppose aussi la possibilité de transferts énergétiques et d'actions à travers le « ba » (actions à distance). « (On parle ainsi d'animaux qui sont le 'ba' d'un dieu, sa manifestation physique ; de dieux qui sont les 'baou' d'autres dieux, pratiquement leurs hypostases). Au pluriel, les 'baou' sont des agents d'action extérieurs à celui qui le détient ; ils désignent les manifestations lointaines d'un être vivant ou d'un dieu, cette partie détachable de lui-même qui agit à distance » (Sauneron, pp. 9-10) cité par Mayi (2010).

Que dire, sinon que ceci est bien la description de ce que nous appelons sorcellerie en Afrique ; terme d'importation d'ailleurs très impropre pour décrire ce qui n'est pas une pratique de lancer des sorts, mais un ensemble de pratiques énergétiques singulières et qui reposent sur les capacités de mobilités du sujet en tant que « souffle ». Hebga dirait « ombre » mais ne précise-t-il pas lui-même que les instances coprésentes sont en même temps la présentification de l'une des autres, qu'elles se coprésentifient mutuellement ? Mais c'est vrai que les prêtres savants antiques seraient plus élégants dans leur formulation : « elles sont synonymes ».

Le « ba » est aussi le monde vécu sous l'angle de ce qu'il est. Il existe un « monde-ba » que certains qualifieraient d'astral et qu'il vaudrait mieux rendre sous l'adjectif de suprasensible et/ou dire comme les traditionalistes « monde d'en haut » le suprasensible, par opposition au « monde d'en bas » le nôtre, le sensible. Mais cette opposition ne rendrait qu'imparfaitement compte des faits. Car si le monde d'en haut est bien celui de la déesse « Ny_t » ou « Nu_t », et celui d'en bas celui de « Gab » ou « Geb », il n'en demeure pas moins que la suprasensibilité se retrouve partout. « Gab » lui-même est un dieu ; c'est dire que le monde qui se laisse découvrir à nos sensibilités les plus profanes et qui est le microcosmos contient du suprasensible. Le monde est ainsi « ba » c'est-à-dire qu'il est un milieu qui contient l'étoffe « ba » et qui s'étoffe en « ba ». C'est pour cela qu'on comprend les multiples « bau » auxquels les philosophes, les théologiens et les initiés font référence ; le mésocosmos trouve ici toute son évidence. Les traditionalistes kamyt parlent des « personnes et des êtres du monde invisible », des totems, des «sima», des «jengu» ou filles et fils du royaume matriarcal des eaux, des « bikim », etc. On parle aussi des morts qui ne sont plus que « bau » et qui vivent dans les pays où tout est « bau », de l'air qu'ils respirent à la nourriture qu'ils mangent en passant par l'eau dans laquelle ils se baignent. Telle est l'ontique du « ba » qui appartient d'elle-même à la dialectique du passage de la puissance à l'acte. L'ontologie ici reste et demeure ce qu'elle a été dans la philosophie classique : l'étude de l'Être en tant qu'être, c'est-à-dire de ce à partir de quoi on veut penser sa phénoménalisation comme « Nun » et/ou à partir du « Nun ».

En analyse de l'ontique du « ba », il faut signaler le parentage avec le basaa « huwê » qui signifie « vent » et qui renvoie à une racine « hu ». Le passage de « b » à « h » n'est pas postulé ». Le souffle est invisible, même s'il est senti. Son analyse chez le médecin renvoie au principe vital ainsi qu'à son absence, c'est-à-dire aussi à sa non présentification pour le profane. Le « monde-ba » est ainsi «hu» parce qu'il est celui du «souffle». Il emporte la qualité de l'air.

3.8.4. L'efficacité symbolique : action par l'énergie du «ba» et par la force du «ka»

- La métaphysique pratique : ou « mas (y_t) » = « l'initiation, la pratique initiatique »

Nous nous retrouvons donc devant des faits de métathéorie qui appuient bien l'existence d'une métaphysique pratique égypto-nubienne. Celle-ci était le fait d'initiés appelés entre autres « axu » et «ms(u)» : «Iâh-ms» = «initié, transformé par « Iâh la lune » ; « Râ-ms-su »= «initié par (ou de) 'Râ' », « xis_t mas(y_t) » = «la naissance du Xis_t, l'initiation du Xis_t », « Ms »> « Moïse » « l'initié (par) ». On traduit « ms » par « naître, engendrer, enfanter » ; le basaa « mah », « mahê » donne l'idée de « protéger une naissance (à comprendre dans le sens de l'existence à être) ». L'expression « hê mah lê Ndjel » signifie « s'il ('hê') n'était pas préservé la naissance (l'existence) de Ndjel » ; pour dire « si Ndjel n'était pas là, (il n'y aurait pas telle et telle chose) ».

Le nom de Moïse signifie « enfanté par, né de ». Il convient bien à ce grand initié car l'initiation est toujours un processus de mise au monde, un accouchement. Selon une tradition juive qui tient de la Vallée, il doit aussi être entendu comme « sauvé des eaux » ; mais en réalité les accoucheuses savent qu'à la naissance, l'enfant est toujours sauvé des eaux, et qu'il est toujours expulsé d'un milieu aqueux, liquidien ; beaucoup d'enfants courent le risque de mourir si on ne les sauve pas de la rupture de la poche d'eau de la mère.

3.9. La perspective métapsychologique

3.9.1. Remarques préliminaires

Nous souhaitons rappeler ici que le fait de parler du corps nous a permis de mieux aborder la conception globale de la personne/personnalité et comprendre ainsi la dynamique de l'Être en proie au fait psychique. À ce sujet, nous avons vu avec Hebga et Sow que pour aborder la pathologie en Afrique Noire des modèles pluralistes étaient nécessaires. Sow par exemple les a proposés en tenant ferme à l'esprit du lecteur que cette manière de voir n'était pas seulement suscitée par l'observation et l'analyse des faits de requête, mais était aussi consciente chez bien de praticiens.

L'univers des tradipraticiens comporte 3 dimensions qui sont co-présentes : le « microcosmos » (le monde habituel), le « mésocosmos » (le monde suprasensible) et le « macrocosmos ». Pour Sow, le « macrocosmos » est la réunion en une totalité du « micro » et du « mésocosmos ». Ceci rompt avec notre position d'école qui articule l'ontologie kamyt vitaliste du « ka » à l'ordre trichotomique des êtres tel qu'il est enseigné depuis l'Égypte pharaonique. Il y a l'espace-temps usuel (« microcosmos »), espace-temps imaginaire (« mésocosmos ») et l'Être cosmique qui chez les Kamyt articule ces deux instances justement parce qu'il les transcende : « le macrocosmos » domaine ou l'Énergie, la Force et l'Être sont synonymes. Sow a aussi décrit les fondements psychiatriques de la personnalité en Afrique Noire sur une base pluraliste. Il existerait 3 lignes de force qui fonderait la personnalité et qui sont verticale (phylogénie et ancestralité), horizontale (articulations socioculturelles, systèmes d'alliances, communauté élargie) et ontogénique (l'existant pensé comme étroitement lié à son individualité).

3.9.2. Métapsychologie en approche pluraliste du « ka »

Dans la pensée égypto nubienne, « Sxam_t » était non seulement la déesse de l'efficacité symbolique, mais aussi la patronne des prêtres qui soignaient les maladies de la tête et qui correspondraient à nos troubles mentaux et psychologiques. Pour les prêtres de « Sxam_t » les choses étaient complexes. Il y avait deux types d'efficacités symboliques. L'une était magique et l'autre psychologique. Observons la manière dont la lionne « Hathor » est apaisée. Trois voies sont perceptibles. Il y a la voie biologique (le breuvage est un médicament psychotrope qui a eu effectivement un impact ; la voie psychologique (on a joué sur l'imaginaire de "Hathor" pour avoir les résultats thérapeutiques escomptés), et la voie psychotronique (la manipulation des forces relevant du « ka » a eu un effet attendu). C'est dire combien le « rituel d'apaiser 'Sxam_t'» est riche d'enseignements. Les trois perspectives biologiques, psychologiques et psychotroniques sont énoncées en un seul ensemble structuré de mythèmes, qui ne s'excluent point mais s'interpellent. C'est la position métapsychologique fondée sur l'idéal d'une saisie pluraliste du sujet, celle-là même qui fonde la tradithérapie kamyt.

3.9.3. La métapsychologie chez Freud et dans les traditions kamyt

Le terme *métapsychologie* que nous utilisons ici est d'origine freudienne. Chez Freud il désigne la prise en compte en une seule et même saisie de trois perspectives analytiques qui sont dites économique, topique et dynamique. Chez les psychiatres, les psychologues et les philosophes africains, ce terme peut être utilisé pour désigner l'idéal d'une saisie de la réalité en tant que donnée pluraliste. Chez Sow le monde est immédiatement « micro », « méso » et « macrocosmos ». Il doit être décrit comme tel si l'on ne veut pas aliéner les positions des traditionalistes et des praticiens kamyt d'école précoloniale. Chez Hebga l'idéal de la coprésentification des instances du composé pluraliste conduit à saisir le sujet et/ou tout fait de ce dernier sous le triple sceau de l'« ombre », du « souffle » et du « corps ». Pour nous, le « macrocosmos » n'est pas ce qu'il est chez Sow l'unité du « micro » et du « mésocosmos », mais le lieu de la transcendance vraie, celle ou Énergie, Être et Vérité sont consubstantiels et coprésents, identiques l'un à l'autre. Le point de vue métapsychologique est donc méthodologique puisqu'il ramène la synthèse à la fin de l'analyse, sauvegardant ainsi la coprésence des trois topiques, leurs coarticulations, leur unité mutuelle, leur identité définitive ; il est vrai qu'on n'a jamais affaire qu'à un seul et même monde dans lequel s'élabore une compatie des instances

Dans la philosophie classique, la perspective métapsychologique permet de restituer la cohérence des événements tout en signalant que si un fait est majoritairement déterminé par un niveau d'opérationnalité (biologique/physique, psychologique, psychotronique) ou semble l'être, cette détermination ne doit jamais être pensée comme absolue. Toutes les instances collaborent et se projettent les unes dans les autres. Cette manière de voir les choses met en exergue la distance qui existe entre les perspectives kamyt et celles dominantes qui nous sont venues d'Occident.

3.10. Corps, mentalisation et symbolisation

La psychologie d'origine occidentale oscille entre trois perspectives qui sont organicistes, psychologistes et psychosomatiques. Les premières dans leur fond ramènent tout à des positions organiques ; le biologique explique tout, le comportement est la réponse à un effet physique et/ou organique. Les deuxièmes tendent à nier le biologique et/ou expliquent les faits de désordre somatique par une projection du psychique dans le corporel. C'est cette thèse qui est affirmée chez Freud lorsqu'il parle de "symbolisation" pour expliquer le symptôme somatique dans l'hystérie de conversion. Quant à la troisième approche, elle met l'accent sur l'investissement du corporel par le psychique dans une perspective qui n'est pas symbolique. Dans ce cas, le langage du corps n'est pas celui du psychisme et/ou une traduction de celui-ci. Le trouble somatique d'origine psychique s'explique par le degré plus faible de mentalisation chez certains sujets.

3.10.1. Mentalisation

Le mot Mentalisation vient de mental. Le terme *mental* dérive du bas latin *mentalis*, de *mens*, *mentis esprit*. Ce vocabulaire a été ultérieurement reconfiguré comme synonyme de *psychisme*. À la fin du Moyen-âge européen, *mental* a été utilisé pour désigner l'esprit en tant qu'il pouvait être l'objet d'attentions scientifiques, généralement biologisantes pour l'époque. Les physiologistes et les médecins rejetaient de plus en plus l'idée d'une immatérialité de l'esprit humain. S'est généralisé l'usage de l'expression *maladie mentale* là où pendant des siècles les théologiens et religieux chrétiens avaient soutenus l'idée d'*aliénation spirituelle*. Et jusqu'à nos jours, l'on parle de *santé mentale* par opposition à la santé de l'organisme. Janet en son temps avait parlé de *force mentale*.

Le mental est une perception du psychisme comme réalité biologique et/ou physiologique. C'est uniquement sous cet angle que l'on doit au XVIIème siècle que le psychologique a pu trouver une légitimité dans la thérapie occidentale, l'aliénation spirituelle –le malade qui a vendu son âme à un diable- étant remplacée dans les discours savants par l'aliénation mentale –le malade a un cerveau qui a connu une défaillance. La psychanalyse s'est fait fort de « démentaliser » la maladie, de rappeler que le « psychisme est une réalité psychique » et que les troubles psychiques s'expliquaient par une causalité psychique endogène. Mais les écoles de psychosomaticiens en Amérique du Nord et en Europe ont relevé qu'il existe des catégories de troubles somatiques qui avaient une origine psychologique sans pour autant s'expliquer par des faits de symbolisation comme dans l'hystérie de conversion. Les psychosomaticiens de l'école française semblent alors avoir exploité les ressources de leur langue. La notion de mentalisation s'y trouve bien expliquée, comme le précise la synthèse suivante :

Au plan philosophique	La raison s'oppose à l'instinct comme l'humanité (la spiritualité) s'oppose à l'animalité
La biologie mécaniste post cartésienne	Il y a physiologisation de la raison et du psychisme
Au plan psychiatrique au XIXème siècle	La maladie mentale est analysée en termes de dissolution des fonctions neuropsychiques
Avec la psychanalyse	La réalité psychique est réaffirmée malgré le fait que le psychisme est d'abord somatique (concession faite aux biologistes). Pour Freud le trouble corporel est la traduction symbolique du conflit psychique, sa projection sur le corps propre du sujet
Avec les psychosomaticiens	Le trouble corporel psychosomatique est psychologiquement déterminé mais est la conséquence de la difficulté que le sujet a eu à avoir un vécu psychique de moins en moins concret, de moins en moins somatique pendant son ontogenèse. C'est en quelque sorte la conséquence de ce qu'il n'est jamais vraiment parvenu à désomatiser son comportement.

Pourtant, l'on doit bien se dire que les troubles psychosomatiques sont plus fréquents en Afrique Noire qu'en Europe. Si les thèses des psychosomaticiens sont acceptées universellement sans réserve, la conclusion s'imposerait que les Noirs et les Blancs sont différenciés du point de vue de la réalisation du processus de mentalisation. Le Noir aurait tendance à somatiser parce que ses vécus émotionnels et somatiques seraient plus intenses et moins dépassables. Par contre, les Blancs et/ou ceux qui seraient sous leur influence bénéfique parviendraient plus aisément à des vécus désomatisés. Voilà dans l'absolu ce que ces thèses signifieraient. Leur tonalité raciste trancherait avec les souhaits même de leurs concepteurs, qui pour la plupart sont des gens épris d'humanité et qui ne songent qu'à soigner les malades quel qu'en soit la provenance. Mais les faits sont les faits.

3.10.2. Symbolisation

Le symbole se constitue dans la continuité de la sensation rapportée ou non, de la perception et des images qui en découlent. En ce sens, il représente quelque chose tout en se déclinant très fréquemment au-delà de la représentation immédiate, primitive ou première de celle-ci. D'où le constat que la force du symbole va avec les pouvoirs d'évocation et d'invocation qui lui sont reconnus. Il est donc aussi bien un support d'expression qu'un moyen de manipulation de la réalité et d'autrui. Et dans la clinique, il est un signe à valeur figurative qui se donne ou est donné pour double représentationnel d'un conflit, d'un désir inconscient. D'où l'importance de l'ordre symbolique dans les rêves dont il est constituant et constitutif et dans d'autres productions imaginaires (complexes délires, hallucinations, symptômes, etc.) et qui n'expliquent que la dominante interprétative de la clinique. Dans celle-ci, il n'est pas seulement question de signification (connaissance explicative) mais de sens (restitution de valeurs justificative en interprétation).

La logique du symbolisme concerne les contenus et les formes de l'imaginaire dans des scénarios plus ou moins génétiquement déterminés comme les complexes d'Œdipe et de Castration, le fantasme comme scénario de situations posturales, les modalités à déterminations narcissiques de la relation d'objet et qui sont la présence/présentification de l'objet, la privation, la perte d'objet, la castration, la forclusion ; plus ou moins pathologiques et fondés sur des spécificités individuelles et à connotations posturales comme les complexes d'infériorité et de supériorité, etc.

On peut suivre Jung (1967) (cité par Banindjel, 2012) lorsqu'il fait participer le symbole à la dynamique de ces vécus de l'imaginaire qu'il nomme « complexes » et « archétypes » ». Ce seraient doublement des réservoirs et des canalisations d'énergie et qui surdétermineraient les postures individuelles et collectives, rendant aussi bien compte de la pathologie que des possibilités offertes aux sujets d'établir des équilibres sains et/ou des réaménagements adéquats de leur personnalité.

Le symbole ou l'ordre symbolique permet ainsi à l'individu de faire l'expérience d'une vie créative. La capacité à se représenter l'autre provoque celle de penser, de s'extraire du monde concret pour s'imaginer et réussir à transformer les expériences douloureuses par exemple tout en les inscrivant dans le champ d'expérience de ce qui a un sens ou qui est de l'ordre du sens.

L'intégration de la symbolisation dès l'enfance permet ainsi au sujet de faire face aux difficultés que la vie lui réserve, d'en faire sens pour les intégrer. Elle est ainsi un socle de progression au plan intellectuel, permettant l'image mentale, l'imitation différée, le jeu symbolique, le langage et le dessin.

3.11. Réponses corporelles et approche métapsychologique kamyt

Les psychosomaticiens ont abouti à des conclusions savantes ; ils ont été guidés en cela et ce à leur insu par la philosophie dualiste du composé humain. Ils n'ont pu échapper à ses « justes » conséquences logiques. Les positions pluralistes kamyt auraient permis de voir les choses autrement sur trois points au moins qui sont à relever :

- l'homme n'est pas un être psychosomatique, mais répond à une coprésentification d'instances. Ainsi le psychisme n'est pas d'abord somatique et gagne en autonomie avec la croissance, il est coprésent à la naissance et déjà autonome. Cette force d'exister qu'il a s'accentue avec l'âge ;

- la coprésence signifie co-langage : le « ka », le « ba », le «sad» parlent chacun son langage et s'expriment par co-identification dans le langage de chacune des deux autres instances. En cas de troubles psychosomatiques et/ou somatiques tout simplement, le corps peut être amené à jouer sa propre partition mais aussi à chanter un hymne qui est celui d'une autre instance coprésente de la personnalité. Les saisies sont alors celles d'un « corps ba » ou d'un "corps-ka", c'est-à-dire des lectures «sad», «sad»-« ba »,«sad»-« ka » ; le corps étant envisagé comme étant placé au sommet d'un triangle « ba »-«sad»-« ka ». Dès lors, la pathologie somatique ne peut exclure des engagements venus de la psychologie et de la psychotronique. Ils sont même souhaités pour autant qu'ils ne gênent pas le travail du praticien et ne remettent pas en cause les aspects bénéfiques de la cure. Et ceci aussi à ses contreparties : les formules «sad»-« ba »-« ka » et «sad»-« ka »-« ba » dans lesquelles le discours corporel, du «sad» à la fois corps éthéré et corps biologique intervient. Il reste au lecteur à comprendre les lectures multiformes de ces trois triangles qui comprennent trois doubles éléments ;

- la socialisation en Afrique Noire depuis au moins 29000 ans n'est pas celle d'une corporéité envahissante pour le psychisme, mais correspond à un projet de civilisation. Et sur ce plan, l'homme doit être conçu comme un projet de civilisation. En Afrique Noire, ce projet correspond à des intentions pluralistes. Le sujet doit être « ka », « ba » et «sad». Il doit réagir tout le temps et en même temps comme étant chacune de ces trois instances. C'est le contraire dans le bassin de civilisation septentrional où il doit agir pour être un *psychisme*, un *être de raison*, etc. ; et, quant au fond, être un sujet *désomatisé.* Ainsi chaque civilisation créé-t-elle le sujet qu'elle veut. Ceci a effectivement des conséquences au niveau de la réponse corporelle. Et on n'a pas toujours besoin du concept de *mentalisation* pour en rendre compte.

La réalité de cette conception montre que l'africain est appelé à se produire et se reproduire en fonction des mythes de son univers structurel et/ou civilisationnel auquel il s'identifie. Ainsi, on peut dire que l'homme n'est historique que dans la mesure où il est le mythe de sa propre société. Il est ce à travers quoi sa société se perpétue en se réalisant comme mythe. En regardant les assertions ci-dessus, il apparait que la somatisation chez les Kamyt, dans ses tendances, permet la réalisation du « mythe de l'homme africain ». L'homme noir est appelé à être les trois instances (« ba », « sad » et « ka ») et à fonctionner tel qu'il est attendu qu'il fonctionne et/ou doit fonctionner. De manière correspondante, dans les sociétés indo-européennes et sémitiques qui sont caucasiques, l'homme serait appelé à être le mythe du corps et de l'esprit, ainsi que de leurs interactions. Ainsi, la fréquence des somatisations en Afrique Noire, pourrait n'être pas toujours liée à des déficits de mentalisation. De même, il est possible que dans les mondes européens (Europe, Amérique du Nord, Australie et Nouvelle-Zélande, etc.), il y aurait lieu de vérifier l'incidence des cultures du corps et des paramètres du composé humain sur les processus de mentalisation chez les sujets.

Au regard de ce qui vient d'être démontré dans ce chapitre et même dans cette partie, il y a lieu de dire que le fait de mener une réflexion sur le corps et le handicap permet non seulement de revisiter l'Être et ses composantes en général, mais aussi permet de reconsidérer les manières d'aborder le sujet, qu'il soit « normal » ou en « situation de handicap ». Quel que soit le cas, toute approche thérapeutique, qu'elle soit moderne, traditionnelle ou ayant une visée clinique éducative, devrait tenir compte des dimensions et composantes de l'Être afin de mieux assurer l'équilibre psychosomatique de chacun. La deuxième partie permettra de démontrer comment les prises en charge de trois cas de personnes handicapées et/ou en situation de handicap est fondamentale dans le cadre de l'accompagnement clinique en psychopathologie du handicap.

DEUXIÈME PARTIE :

TROIS CAS CLINIQUES

CHAPITRE 4 : PRISE EN CHARGE DU TROUBLE DU SCHÉMA CORPOREL CHEZ LES ENFANTS DYSGRAPHIQUES

4.1. Présentation de la problématique psychopathologique

La dysgraphie est un handicap des apprentissages qui touche les personnes de tout âge. Un enfant dysgraphique est un enfant comme tous les autres, à la seule différence qu'il présente des difficultés dans les apprentissages plus précisément celle de l'écriture. Les premiers symptômes peuvent survenir à la grande section avant l'âge de 7 ans. Les enfants atteints de dysgraphie présentent généralement des caractéristiques telles que la mauvaise organisation de la page, la maladresse et les erreurs de formes. On distingue aussi les difficultés rencontrées par les enfants dysgraphiques telles que les troubles du schéma corporel, les troubles du tonus, les troubles de la latéralité, etc.

La dysgraphie est un trouble de l'écriture qui ne peut être détecté qu'à partir de 7 ans. Le dysgraphique n'a pas seulement des troubles du tonus, de la latéralité mais aussi les troubles du schéma corporel caractérisés par ses difficultés à se représenter soi-même et à pouvoir représenter les formes afin de les reproduire. À ce sujet, se pose la nécessité de la prise en charge, car la dysgraphie constitue un problème que présentent les enfants qui ne parviennent pas à organiser et à coordonner leur écriture, ce qui la rend difficilement compréhensible. L'enfant soufrant d'une dysgraphie se reconnaît par les symptômes suivants: une écriture excessivement lente, une écriture illisible, peu compréhensible et une production écrite très désordonnée. Ces enfants sont incapables d'automatiser l'écriture pour en faire un outil rentable pour accéder aux apprentissages. Or, les progrès dans l'acte d'écrire dépendent des conditions psychomotrices et psychologiques de l'enfant. C'est pourquoi les notions fondamentales que sont le schéma corporel, l'espace, le temps, la tonicité, les coordinations et dissociations sont parties intégrantes de la configuration praxique de l'écriture.

Tout ceci nous amène à nous poser les questions suivantes : quelle serait la qualité du schéma corporel chez ces enfants dysgraphiques ? Comment le dysgraphique peut-il, à partir de la perception de son corps, mieux organiser son écriture ? Partant de celles-ci, nous pensons qu'un accompagnement clinique basé sur une prise en charge psychomotrice du schéma corporel et axé sur le jeu serait d'une grande importance pour ces sujets, ce qui leur permettrait de bien connaître leur corps ainsi que la capacité de se représenter et faciliter l'accès à l'écriture. Car les difficultés à se représenter soi même chez l'enfant peuvent être liées au fait qu'il ne parvient pas à intégrer son corps. Nous avons observé que ces enfants ont du mal à réaliser le mouvement de dissociations, car ne sachant pas quelle partie du corps commander, ni comment la commander d'où la mauvaise qualité du geste. Ils n'arrivent pas également à utiliser le vocabulaire corporel, à se représenter sur un dessin, à assembler les morceaux d'un pantin. Ils ne se perçoivent pas comme un tout alors que la connaissance des parties du corps et la capacité à se les représenter est une des premières notions du symbolisme abordé par l'enfant.

Lors de l'apprentissage de l'écriture, l'enfant dysgraphique présente souvent des difficultés au niveau du tonus, de la latéralité, de la tenue de l'outil scripteur et la posture et une mauvaise perception du schéma corporel. Mais il faut reconnaître que chaque enfant a des caractéristiques particulières à sa personnalité. C'est alors l'intervention de/sur l'hémisphère gauche qui va permettre de passer de l'activité graphique expressive du dessin libre à l'écriture. L'analyse perceptive nécessaire pour apprendre à écrire, relève de cet hémisphère. L'apprentissage de l'écriture est donc d'emblée cognitif, c'est-à-dire que l'intentionnalité n'est pas seulement relative au but à atteindre, mais intervient également dans le choix et le contrôle des modalités d'effectuation du programme moteur. L'enfant se représente mentalement les formes et trajectoires qu'il doit réaliser et guider à chaque instant son activité motrice à partir des afférences visuelles correspondant à la continuité du tracé. Cela nécessite l'intervention de la fonction d'intériorisation qui résulterait des sensations provoquées par la mise en jeu intentionnelle des boucles sensori-motrices cortico-corticales. Tout ce qui contribue à développer la fonction d'intériorisation et le schéma corporel conscient favorise en effet l'accès à l'apprentissage de l'écriture.

La représentation du corps ne peut se développer qu'à travers des actes d'extériorisations, c'est-à-dire par l'assimilation progressive des images extérieures de l'autre et des détails du corps lui-même. Le lien entre l'activité et la conscience du corps se crée par la forte interrelation qui existe entre l'ajustement musculaire et l'activité mentale. Le schéma corporel concerne la connaissance qu'on a de soi. Il s'élabore à partir des sensations de nos limites corporelles et de nos possibilités motrices au travers des perceptions que l'on reçoit de notre corps avec l'environnement. La connaissance du schéma corporel prend une forme symbolique quand l'enfant utilise les termes corporels. Il prend une distance par rapport à la perception et arrive à la représentation mentale de son corps. Celle-ci apparaît progressivement par la représentation graphique puis construite du bonhomme.

Au regard de ce qui précède, nous constatons que l'enjeu majeur réside dans la recherche de la persistance des difficultés d'apprentissage due au trouble du schéma corporel. D'où les questions suivantes : comment peut-on améliorer la persistance des difficultés d'apprentissage chez l'enfant dysgraphique ? Un accompagnement clinique et une prise en charge des difficultés de maîtrise du schéma corporel à travers le jeu peuvent-ils améliorer l'apprentissage chez l'enfant dysgraphique ?

4.2. Généralités sur l'écriture

L'écriture est le passage de l'imitation des formes, caractérisée par l'activité sensorimotrice de la copie, à la transposition symbolique dans la dictée ou la rédaction. Pour bien écrire, il faut avoir une bonne maturation générale du système nerveux et un niveau acceptable de développement moteur agissant sur le tonus musculaire de maintien et la coordination motrice fine des doigts et de la main en délimitant trois étapes dans l'apprentissage : la phase pré-calligraphique (incapacité de l'enfant à respecter les exigences des normes calligraphiques), la phase calligraphique (liée à la maîtrise par l'enfant des principales difficultés de tenue et de guidage du crayon) et la phase post-calligraphique (au cours de laquelle apparaît une crise de l'écriture à cause des exigences du changement de milieu).

4.2.1. La somatognosie et l'écriture

La somatognosie est la capacité d'être conscient de la structure de son corps, d'en reconnaître les parties et leurs relations entre elles. Pour Bérubé (1991), l'élaboration du schéma corporel dépend du lobe pariétal qui assure en propre l'intégration spatio-temporelle des afférences proprioceptives et vestibulaires qui fondent le schéma postural et kinétique. Ses connexions postérieures avec les structures occipitales et temporelles permettent la synthèse unifiée de l'image du corps et l'inscrivent dans le champ de la conscience expérientielle et conceptuelle.

Lorsque le sujet écrit, tout son corps est en mouvement, dans le sens où il doit adopter une position particulière, adaptée à l'acte graphomoteur. Il est question de coordonner les mouvements inter-segmentaires du bras ainsi que les mouvements de tête (poursuite oculaire) accompagnant le geste graphique. D'où la nécessité d'avoir conscience de ses sensations corporelles. L'enfant, durant la période préscolaire, en mobilisant et en développant la connaissance de son corps se prépare donc, d'une certaine façon, à une meilleure acquisition des apprentissages : exploration spatiale, toucher, sensations, manipulation d'objet, motricité fine et plus globale, sont autant d'éléments qui permettront à l'enfant d'avoir une meilleure adaptation à son environnement scolaire.

4.2.2. Généralités sur la dysgraphie

Un enfant dysgraphique est celui dont la qualité de l'écriture est déficiente alors qu'aucun déficit neurologique ou intellectuel n'explique cette déficience. Le constat qui se dégage est que la plupart des enfants de 10 ans écrivent mal alors qu'ils ne présentent aucun trouble neurologique. Au regard de la diversité des atteintes de l'écriture, on perçoit qu'il existe différents types de dysgraphies :

- **les raides** : l'écriture donne une impression de raideur, de tension, le tracé nécessite un effort tonique important qui lui confère un aspect anguleux ;

- **les mous** : le tracé est irrégulier et la mise en page négligée, on remarque ainsi une impression de « laisser aller » avec une ondulation des lignes. L'écriture est petite, ronde et s'étale en largeur, certaines lettres sont atrophiées ;

- **les impulsifs** : on perçoit un manque de contrôle de mouvement. Les formes sont imprécises, l'hypermétrie entraîne un allongement des finales. La mise en page est négligée avec des marges abstraites et des lignes mal tenues ;

- **les maladroits** : les formes sont lourdes, mal proportionnées, comprenant de nombreuses retouches et un tracé de mauvaise qualité. La page est mal organisée, le tout apparaît désordonné ;

- **les lents et précis** : le graphisme est appliqué et la mise en page soignée. La lenteur est excessive et s'accompagne d'ébauches de tremblements et de cabossages de certaines lettres.

4.2.3. Dysgraphie et troubles associés

La dysgraphie a des troubles associés tels que le trouble de l'attention avec ou sans hyperactivité, le trouble d'acquisition de la coordination, dyslexie, dysorthographie :

➢ **La dyslexie**

La dyslexie développementale se définit comme « un trouble spécifique de l'apprentissage du langage écrit qui se caractérise par une altération significative et persistante de la reconnaissance des mots en lecture ainsi que de la mémorisation de leur forme orthographique » (Snowling, 2000 cité par Alamargot et al. 2014). Si les études portant sur les liens entre dyslexie et dysorthographie sont nombreuses, celles portant sur les rapports entre dyslexie et écriture semblent beaucoup plus rares. Une étude sur des comorbidités a pu montrer qu'un enfant sur deux ayant un trouble du langage écrit, présentait une dysgraphie associée. Des études plus récentes ont pu mettre en évidence des difficultés graphomotrices chez le dyslexique qui persistent au-delà de l'adolescence et ce malgré des progrès en lecture (Alamargot et al. 2014).

- **La dysorthographie**

Selon Estienne (2006), la dysorthographie au sens large est définie comme une mauvaise orthographe ou une « orthographe difficile ». C'est un trouble spécifique de l'acquisition de l'orthographe qui se manifeste, selon une étude de Campolini et al. (2000), par « une difficulté à apprendre l'orthographe en dépit d'un enseignement classique, d'une intelligence suffisante, et de facilités socioculturelles, qui relèvent d'inaptitudes cognitives fondamentales ayant fréquemment une origine constitutionnelle». Elle est le plus souvent une conséquence de la dyslexie, sans que leur association soit systématique. Elle peut se manifester par des confusions de lettres ou de syllabes à l'écrit, des inversions, des omissions, de mauvaises découpes de mots, mais aussi par des fautes d'orthographe, de conjugaison ou de grammaire. Le sujet a donc des difficultés à se constituer un lexique orthographique fiable.

4.3. Évaluation de la dysgraphie

Le diagnostic de la dysgraphie ne se fait qu'à partir du moment où les premiers apprentissages sont en voie d'acquisition. Le test de BHK est incontournable, éventuellement complété par des mises en situation pour apprécier le rôle des contraintes sur la qualité de l'écriture. **BHK :** L'échelle d'évaluation rapide de l'écriture chez l'enfant créée par Hamstra-Bletz, De Bie et De Brinker (1994**).** À partir des échelles D et E d'Ajuriaguerra et al (1964), et des données de la littérature, les auteurs ont sélectionné les items pertinents pour déceler l'écriture dysgraphique. Le test consiste à faire copier aux enfants un texte standardisé pendant une durée de cinq minutes. Les cinq premières lignes sont composées de mots monosyllabiques rencontrés au cours préparatoire (CP), puis l'écriture se complexifie en même temps que les lettres diminuent. Le texte est copié sur un papier dépourvu de lignes. L'analyse de l'écriture porte sur 13 items permettant d'obtenir un score total. Les 13 items sont : (1) Écriture grande, (2) Inclinaison de la marge vers la droite, (3) Lignes non planes, (4) Mots serrés, (5) Écriture chaotique, (6) Liens interrompus entre les lettres, (7) Télescopages, (8) Variation dans la hauteur des lettres troncs, (9) Hauteur relative incorrecte, (10) Distorsion des lettres, (11) Forme des lettres ambiguë, (12) Lettres retouchées, (13) Hésitations et tremblements.

4.4. Sémiologie de la dysgraphie

Nous ne pouvons parler de dysgraphie sans énumérer les différents troubles qui y existent. Ainsi, nous avons :

4.4.1. Trouble de l'équilibre et du tonus

Dans ce cas, l'équilibre concerne deux appuis à savoir :

- **la position assise avec les pieds au sol** : quand les pieds sont dans le vide, il y a déséquilibre du tronc ;
- **La main sur la table** : cette main qui écrit doit être libre, afin de nécessiter une bonne harmonie et une bonne coordination. Les troubles de la régulation tonique les plus fréquents se retrouvent dans les dystonies. Il s'agit ici, des contractions toniques involontaires et incoercibles d'apparition intermittente et localisées à certains groupes musculaires, entrainant une torsion ou une distorsion de la partie concernée.

4.4.2. Motricités globales

La motricité globale comprend l'ensemble des gestes moteurs qui assurent l'aisance du corps sans rechercher le raffinement d'un geste précis. Selon Vayer (1982), c'est «

l'éducation générale de l'être à travers son corps ›› et les exercices dynamiques globaux qui jouent un rôle dans l'amélioration de la commande motrice, dans le finement des sensations et des perceptions. C'est une façon efficace pour faire intégrer les notions de schéma corporel ; d'espace, de temps et de rythme, essentiellement à tous les apprentissages comprenant entre autres ; l'équilibre (statique, dynamique), la dissociation et la coordination.

4.4.3. Trouble de la motricité fine

Il y a ici des difficultés de déliement digital et de mouvement fin. Nous pouvons donc observer des troubles de la motricité fine tels que :

- Des difficultés dans la manipulation d'objet et la préhension ;
- Des troubles graphomoteurs ;
- Des difficultés au niveau du déliement digital, de la coordination gauche-droite des doigts etc… ;
- L'hypotonie périphérique pouvant engendrer des troubles de la motricité fine.

4.5. Une médiation importante : le jeu

Le jeu est un divertissement, une activité avec des règles pouvant être exercée seul, ou en groupe, pour s'amuser. C'est une activité physique ou mentale purement gratuite qui n'a dans la conscience de celui qui s'y livre d'autre but que le plaisir qu'elle procure. Dans le cadre des activités liées à l'accompagnement clinique, nous pouvons concevoir le jeu comme étant une activité qui est à la fois expressive et indispensable au développement de l'enfant. À chaque stade du développement est lié un certain type de jeux. Ainsi, le jeu est un révélateur du psychisme de l'enfant, autant de son intelligence que de sa vie affective. Le jeu conduit de l'action à la représentation.

Dans le cadre de l'éducation spécialisée et des études en handicapologie, nous pouvons spécifiquement considérer le jeu comme une médiation et une technique de soins chez des enfants présentant des troubles de comportement, de la personnalité ou un handicap particulier dans la mesure où il permet d'expérimenter, de développer et d'acquérir (1) la maîtrise de son corps, (2) le développement de ses stratégies cognitives, (3) la résolution des conflits émotionnels et (4) le développement de l'imagination créatrice, la capacité à penser, à s'exprimer, à favoriser la socialisation et à respecter autrui comme lui-même.

Nous trouvons donc fondamental d'adopter le jeu ici, dans la mesure où il prépare l'enfant à la vie adulte; c'est une expression de la liberté ; une nécessité biologique qui accélère le développement organique de l'enfance; une expression de la dynamique vitale situant la structure du comportement humain devant l'ambivalence de liaison et de détachement ; une forme de répétition de scènes ludiques ; un mécanisme de symboles dont le fantasme de l'enfant ou de l'adulte remplace les éléments par d'autres et les déplace. C'est une manière pour l'enfant d'explorer les diverses fonctions de ses facultés corporelles et mentales qui émergent en lui; une forme d'émergence chez l'enfant de l'intelligence, de la socialisation et de l'adaptation intelligente; une manière de structurer le développement cognitif de l'enfant en créant sa zone de développement proximal; une manière privilégiée pour l'enfant d'être « nécessaire » au monde, de construire sa personnalité, d'organiser sa vie psychique, de construire son identité, de dégager une bonne représentation du fantasme et de l'amener vers le groupe.

4.6. Schéma corporel comme base d'apprentissage de l'écriture

La maîtrise du schéma corporel sert de base à l'organisation de l'environnement du sujet. L'enfant apprend en effet à s'orienter dans la réalité environnante grâce à son corps, avant de comprendre les signes graphiques et numériques dont les caractéristiques diverses dépendent des capacités et des rapports spatiaux. La totalité du corps est concernée par l'acte d'écriture (graphique.) Pour intégrer les différentes zones de l'écriture, l'enfant devrait avoir une bonne conscience de son schéma corporel. Cette conscience ne se fait que peu à peu en fonction de la maturation neuro-motrice de l'enfant et en relation avec l'environnement. L'enfant écrit avec tout son corps, ce n'est que plus tard qu'il pourra n'utiliser que sa main et ses doigts et écrire dans n'importe quelle position.

4.6.1. Corps, motricité et évolution du schéma corporel

Le schéma corporel est lié à la motricité, il se construit en même temps et l'activité motrice l'enrichit. C'est une pratique qui évolue avec l'exploration et l'imitation car l'association de la perception et de la motricité s'opère pour donner à l'enfant la maîtrise progressive de son schéma corporel. Il est donc important de présenter les différentes étapes de son évolution à savoir :

- **L'étape du corps vécu** : jusqu'à trois ans, l'enfant s'enrichit au point de vue moteur et sensoriel. Il peut ainsi délimiter son corps et le monde extérieur grâce à la juxtaposition des informations tactiles et visuelles à sa motricité. Il va considérer progressivement son corps comme objet global. L'imitation va jouer à ce stade un rôle essentiel car l'enfant peut représenter son corps par analogie sur l'autre.

- **L'étape du corps perçu au corps connu et reconnu** : cette étape va s'étendre jusqu'à sept ans. Ici, l'enfant intériorise les éléments du schéma corporel. Le langage gestuel s'accroît et les progrès sur l'ajustement postural sont nécessaires grâce à une meilleure régulation tonique. L'enfant devient capable d'attention perceptible centrée sur son corps : il pourra corriger un geste, l'améliorer. Le jeu symbolique est très important. À ce niveau, la maîtrise du corps et son orientation s'affinent grâce à la stabilisation de la latéralité. C'est donc une étape importante dans la représentation mentale du corps ;
- **L'étape du corps maîtrisé** : cette période s'achève à douze ans. À ce stade, l'enfant peut prévoir ses mouvements ; le corps n'est plus le point de référence car il y a une décentralisation. Il a acquis la réversibilité lui permettant de projeter sa propre orientation sur une autre personne n'étant pas dans la même orientation que lui. Les dessins du bonhomme peuvent bien se réaliser.

4.6.2. Troubles du schéma corporel et difficulté d'apprentissage chez le dysgraphique

La construction du schéma corporel se fait grâce aux expériences vécues et liées au développement de la motricité ainsi qu'à celui de l'affectivité, et dépend : de la maturation du système nerveux ; de la tonalité affective de l'univers dans lesquels les expériences motrices sont vécues et se poursuivent toute la vie. Cette construction rencontre aussi des difficultés qui entravent le développement de ce dernier à savoir : le membre fantôme ou hallucinose de complétude corporelle (persistance de sensation d'un membre amputé ; l'aschématie qui est un problème de perception ; l'hyperschématie (c'est lorsqu'une partie du corps prend la place qu'elle n'occupe pas en réalité), l'hyposchématie et la pararschématie (lorsqu'une partie du corps occupe une place autre qu'elle n'occupe réellement) ; l'hémi asomatognosie : trouble observé dans les lésions du lobe pariétal droit et lié à la non connaissance d'un membre ou hémicorps comme sien ; l'anosognosie (méconnaissance de la perte de connaissance du corps) ; l'hémi négligence : c'est lorsque le patient ignore tout ce qui concerne l'hémicorps négligé ainsi que son espace environnant ; l'auto-topo-agnosie : c'est l'impossibilité de situer les différentes parties du corps sur soi et sur autrui ; le syndrome de Gerstman : il est généralement observé dans les lésions de l'hémisphère majeur, caractérisé par des troubles suivants: une agnosie digitale, une indistinction droite-gauche, une acalculie, une agraphie, une apraxie constructive, une dyslexie ; l'acinésie qui est l'incapacité à réaliser un geste volontaire en l'absence de lésion cérébrale et l'asomatognosie qui est l'altération de la reconnaissance topologique des différents segments corporels.

Nous nous sommes intéressé à ce dernier trouble car nous avons compris que la construction du schéma corporel suit une progression dans le développement de l'enfant, une progression par paliers qui se chevauchent. Ainsi au niveau du stade du corps connu, l'enfant passe d'une perception globale de son corps à une connaissance des différentes parties de celui-ci, d'abord chez l'autre, puis chez lui, et à leur dénomination. Ici donc, l'enfant qui a un manque de connaissance des parties du corps n'arrive pas à utiliser le vocabulaire corporel, à se représenter correctement sur un dessin, à assembler les morceaux d'un pantin. L'enfant ne se perçoit pas comme un tout. Connaître les parties du corps et se les représenter est une des premières notions du symbolisme abordé par l'enfant ; connaître son corps est donc précurseur à tout apprentissage scolaire car à l'école, le symbolisme est permanent, tant au niveau du langage qu'au niveau des diverses représentations telles que le dessin, les pictogrammes et plus tard l'écriture, le calcul.

L'enfant dysgraphique présente quelques difficultés qui peuvent l'envahir à savoir : la raideur, la tension, le relâchement graphique, la lenteur, la maladresse, l'impulsivité et les difficultés dans la vie scolaire et professionnelle. La présentation des différentes vignettes cliniques nous permettra de mieux saisir la problématique de cet handicap cognitif afin de mieux l'aborder.

4.7. Présentation de la vignette clinique

4.7.1. Les sujets X et Y

Le sujet X est une jeune fille de 12 ans scolarisée en temps plein (class three). X est la fille unique d'un couple divorcé. Elle vit avec son père. Elle est née dans de bonnes conditions. Son développement psychomoteur a été normal. À deux ans quatre mois, elle est scolarisée en classe de petite section à l'école maternelle. Tout va bien jusqu'à six ans lorsqu'elle perd la propreté du jour. Les parents inquiets à ce sujet, vont consulter. C'est ainsi qu'un scanner et un IRM seront effectués et révèleront la dilatation du quatrième ventricule. X dort et mange bien, son loisir est le jeu de groupe (élèves et maîtresses) avec les enfants d'âges inférieurs au sien, et joue aussi avec ses camarades de l'école. Elle est soutenue par son père qui est artiste et sa mère qui est une femme d'affaires. X a des difficultés à manipuler les objets fins et cette difficulté se ressent aussi au niveau scolaire à travers l'écriture lente, illisible et cabossée.

Le sujet Y quant à lui, est un adolescent de douze ans scolarisé au cours élémentaire première année. Il est l'aîné d'une fratrie de trois enfants et vit avec ses parents et ses frères dans la ville de Douala. La mère est ménagère et le père est technicien en froid et climatisation. La grossesse ainsi que l'accouchement se sont déroulés normalement. À un an, il convulse plusieurs fois et il est hospitalisé. En 2017, l'EEG (électroencéphalogramme) est réalisé à la demande du médecin qui révèle la présence de grapho-éléments compatibles avec des crises fronto-centrales gauche. Il est dès lors sur depakine et les convulsions se sont arrêtées. Sur le plan scolaire, un retard considérable est noté au niveau des apprentissages scolaires. Les consignes sont bien comprises et exécutées.

Ces deux sujets ont été rencontrés au CERTPES qui est un centre d'accueil d'enfants en difficultés situé dans la ville de Douala. En fonction des étapes de nos séances, nous avons divisé notre salle en deux espaces à savoir l'espace principal plus grand réservé aux jeux (chant, danse d'expression corporelle) et l'espace d'apprentissage constitué d'une table, d'une chaise, d'une feuille et d'un crayon.

4.7.2. Justification des cas X et Y

Nous avons établi des critères pour justifier le choix de nos sujets :

- Être un enfant ne présentant pas de déficit neurologique ou intellectuel diagnostiqué par un médecin ;
- Être régulièrement inscrit au CERTPES ;
- Avoir un âge compris entre 07-12 ans. C'est cette tranche d'âge qui nous permet de parler de difficulté de l'écriture ou dysgraphie car cette tranche d'âge suppose une certaine capacité psychomotrice favorable aux apprentissages (écriture) et une certaine maturité neurologique ;
- Présenter la symptomatologie des difficultés de l'écriture ou dysgraphie liée à la non maîtrise du schéma corporel (défaillance de la connaissance des parties du corps, de

l'orientation corporelle et de la représentation corporelle) ;

- Être un enfant ayant été scolarisé dans une école ordinaire.

4.7.3. L'entretien clinique

Nous avons opté pour l'entretien semi-directif car il a permis aux sujets ou à celui qui l'accompagne (les parents de nos patients), de faciliter l'expression propre, d'obtenir plus d'informations possibles sur l'anamnèse de nos patients et sur leur environnement familial. Cet entretien favorise aussi le repérage des points sensibles et augure la possibilité de relancer avec toute la conversation sur ces aspects qui nous apporteront plus d'éclairage.

4.7.4. Le bilan psychomoteur

Le bilan psychomoteur est un moyen d'évaluation dans un temps donné, des aspects neuropsychologique, affectif, relationnel et social. Il sert à évaluer les potentialités et difficultés d'un patient. En fonction du lieu d'exercice du clinicien, de l'âge du patient ainsi que de l'indication de la consultation. Il désigne donc un ensemble d'observations d'épreuves et tests servant à réaliser l'évaluation d'un patient afin de mieux cerner les problématiques et de prendre les mesures nécessaires pour une prise en charge appropriée. Le bilan psychomoteur n'est pas le même pour tous. Il existe trois types de bilan : le bilan dirigé, le bilan semi-dirigé et le bilan libre. Parmi ces trois types, nous avons opté pour un bilan semi-dirigé car il facilite l'observation et la passation de certaines épreuves.

4.8. Etude des cas et évolution des prises en charge

4.8.1. Le cas X

➢ **Description d'une séance type**

Compte tenu de la problématique de nos patients, notre projet thérapeutique s'organise autour du jeu et des exercices de motricité manuelle. Nous avons débuté la séance par l'accueil du patient. C'est un moment d'échange et de prise de contact. Après la mise à l'aise du sujet, nous le questionnons sur l'état de sa santé et ses impressions sur l'aspect du jour. Ces échanges permettent de décrisper l'atmosphère afin de mettre le patient en confiance et ainsi donner un ton plus convivial à la suite des séances. Nous commençons la séance par l'éveil corporel, nous chantons et dansons ensemble en touchant les parties de notre corps, créant ainsi une chorégraphie qui sera exécutée tout au long des séances afin d'avoir une meilleure prise de conscience corporelle ; une bonne capacité d'orientation gauche-droite. Ensuite toujours debout nous lui proposons de fermer les yeux, et lui demandons d'imaginer qu'une fourmi se déplace le long de son corps. Il place une main (gauche ou droite) sur le sommet de sa tête. En ce moment la fourmi est sur la tête, elle descend lentement pour toucher l'oreille du côté gauche, le cou, l'épaule, le bras, le coude, l'avant-bras, le poignet, la main, elle descend le long du majeur, elle le chatouille et continue jusqu'aux membres inférieurs. Le même processus se fait de l'autre côté. Puis on refait le même exercice sans déplacer la main : il s'agit de rester immobile, de bien se concentrer et de sentir son corps en réécoutant le texte. Après l'ouverture des yeux, nous continuons avec l'exercice de détente manuelle qui consiste à pincer les cailloux de différentes formes avec les pinces à linge et les mettre dans un panier. Cet exercice lui permet d'avoir une bonne tenue de l'outil scripteur et une bonne détente musculaire. Enfin nous lui demandons de s'assoir sur une chaise, nous posons une feuille et un crayon devant lui afin de passer à l'acte graphique pour voir son évolution. Avant d'arrêter avec la séance, nous prenons un moment pour parler de nos ressentis. Le patient pouvait alors ressortir ses difficultés mais aussi son plaisir. Parvenu à la fin de la séance, nous rangeons le matériel utilisé, on se sépare en prenant rendez-vous la prochaine fois et le raccompagnons dans la salle pour la continuité de la journée.

➢ **Bilan psychomoteur de X**

Le bilan s'est réalisé pendant trois jours. X ne s'intéresse à rien et n'investit pas la salle. C'est une petite fille peu souriante et qui comprend bien les consignes.

❖ **Tonus**

- **Tonus d'action** :

À l'épreuve des marionnettes, l'encorbellement est mauvais, on note aussi des syncinésies d'imitation lorsque le mouvement s'effectue sur une main puis des freinages et des blocages lors de la passation avec les deux mains.

❖ **Coordinations**

- **Coordination dynamique générale** :

Lors de l'épreuve de la marche, on n'observe aucun balancement des bras. La course se fait avec lenteur dans l'exécution du mouvement. Lors du saut, l'atterrissage se fait avec les deux pieds mais on observe un déséquilibre.

- **Coordination large** :

À l'épreuve doigt-nez, nous notons une arrivée non contrôlée caractéristique d'une hypertonie. Le cercle de Marthe VYL montre un mouvement de faible amplitude, lent et n'est pas suivi du regard.

- **Coordination fine** :

À l'épreuve des trois unilatéraux le patient manifeste des difficultés à lever un sourcil, gonfler une joue et fermer un œil à moitié. Les bilatéraux sont réussis sauf la fermeture des yeux à moitié. À l'épreuve digitale de **Rey**, les levées digitales sont difficiles et on note la présence des syncinésies d'imitation.

❖ **Schéma corporel**

- **La somatognosie** :

La connaissance des parties du corps est peu satisfaisante dans la dénomination et la démonstration. Elle est capable de nommer au moins sept parties de son corps mais plus chez l'observateur (dix). L'épreuve de *Piaget* montre une orientation gauche-droite nulle.

- **Dessin du bonhomme** :

Il est immature et correspond à celui d'un enfant de l'âge de 5,5 ans. La reconstitution du bonhomme est bien mais la représentation des pieds est à l'envers.

- Lors de l'épreuve d'imitation des gestes de *Bergès Lézine*, la patiente a des difficultés à imiter les gestes et les gestes réussis se font en miroir.

❖ **Latéralité**

- **Latéralité gestuelle** :

La main dominante est la main droite car lors de l'exécution de certains gestes tels : croisés les bras, mets tes mains l'une sur l'autre, sur la tête, attrape une main avec l'autre derrière ton dos, c'est la main droite qui est au-dessus et attrape l'autre.

- **Latéralité d'utilisation** :

X utilise la main droite dans les exercices de coloriage, pour écrire, pour prendre un objet.

❖ **Espace**

- **Organisation et orientation spatiale** :

Les notions spatiales de base (devant, derrière, en haut, en bas) sont acquises. La *figure de Rey* en copie révèle une mauvaise organisation perceptivo motrice et une structuration spatiale peu satisfaisante avec un score de 14,5 sur 36 en copie et 08 sur 36 en mémoire.

- **Structuration spatiale** :

À l'épreuve de pas comptés de *Marthe VYL* : elle n'a pas une bonne maitrise de la structuration de son espace car ne fait pas la différence concernant la longueur des pas d'où un échec dans la capacité d'inhibition.

❖ **Temps :** Les notions temporaires de base sont acquises.

❖ **Graphomotricité**

Pendant la passation X tient l'outil scripteur avec la main droite mais la prise se fait avec la pince. L'analyse du BHK montre qu'elle augmente certaines lettres, elle ne prend pas en compte ce qu'elle écrit. L'écriture est désinvestie. Un tonus insuffisant au niveau des poignets et des doigts entraîne une crispation et une tension au niveau de l'épaule. Les mouvements sont saccadés et les tracés sont très appuyés. On observe aussi un manque de déliement digital.

❖ **Attention**

X est très distraite et montre une attention peu soutenue lors des activités.

❖ **Mémoire**

Lors de l'épreuve du marché, parmi les dix objets cités, X parvient à citer au moins six au premier tour mais au deuxième, elle cite neuf objets d'où sa bonne capacité de mémorisation.

Conclusion

X est une jeune adolescente calme, sociable et très sensible aux gratifications. Cependant elle présente des troubles du tonus notamment les paratonies et des troubles du schéma corporel. On note également des difficultés graphiques qui se caractérisent par ses problèmes de motricité fine et son inhibition psychomotrice. Au vu de tout ce qui précède, un accompagnement clinique et une prise en charge psychomotrice seront nécessaires.

➢ **Projet thérapeutique**

La prise en charge de X au CERTPES se fait trois fois par semaines. Cette prise en charge se fera en trois étapes à savoir :

À court terme, nous travaillerons sur la somatognosie, afin de lui permettre d'identifier les différentes parties de son corps et de les localiser à travers les jeux de détente et la présence contenante du clinicien ;

À moyen terme, le travail sera axé sur l'orientation et l'organisation spatiale en relation avec le corps. Nous essayerons de mettre son corps en jeu dans sa globalité afin de favoriser son investissement corporel et faciliter les mouvements fins. Cela s'établira autour des jeux d'expressions corporels à l'instar de la danse, le lancer de balle et le football.

À long terme, le travail s'effectuera sur l'apprentissage de l'écriture pour améliorer la qualité de la trace graphique. Cela se fera à l'aide des jeux de détente favorisant le relâchement musculaire au niveau des membres supérieurs ; des exercices de motricité fine tel que le jeu avec les pinces à linge et les cailloux pour améliorer la prise et la pêche aux bouchons.

➢ Évolution de la prise en charge

Nous avons effectué plusieurs séances avec le cas **X** et nous présenterons son évolution tout au long de cette partie.

Séance (1-3) avec X

À l'appel de la patiente, X a de la peine à se lever et une fois debout pour se rendre dans la salle de séance, X arrive avec un air de timidité. Dès son arrivée en salle, nous la saluons et lui demandons comment elle va ? X secoue la tête et nous lui demandons de s'asseoir pour verbaliser concernant son vécu au quotidien : que fais-tu chaque matin avant d'aller au centre ? Le soir ? Le week-end ? X semble ne pas nous écouter, elle est distraite. C'est après une répétition qu'elle nous répond : «je joue avec ma petite sœur ». Toujours dans la causerie X nous fait comprendre qu'elle ne fait rien à la maison, ni le ménage, ni la vaisselle, ni la lessive. Constatant que X se méfiait de nous, nous lui expliquons pourquoi elle est là et nous lui demandons de ne pas avoir peur. La séance débute avec l'éveil corporel. Nous invitons la patiente à chanter avec nous mais elle ne s'intéresse à rien. Le chant consiste à citer les différentes parties du corps et les toucher. Lorsque nous le faisons en dansant, la patiente éclate de rire et essaye au moins de chanter. Enfin, nous arrêtons la séance et nous lui demandons pourquoi elle ne veut pas chanter, ni danser, ni parler. Elle ne dit mot. Quand c'est oui X secoue la tête en essayant de sourire. C'est ainsi que nous arrêtons la séance et l'accompagnons dans la salle commune pour la suite de la journée.

Séance (4-7) avec X

À l'arrivée de la patiente, nous la saluons et lui demandons de prendre place. Comme de coutume, nous verbalisons concernant les séances précédentes et ses activités au quotidien. X continue avec la même attitude de ne pas parler, faire seulement les mouvements avec la tête comme si elle était « muette ». Elle parlait quand elle voulait. Nous lui faisons comprendre que si elle ne parle pas, elle va devenir comme ceux qui ne parlent pas de nature. Elle essayait un peu de parler et cela permettait d'avancer dans la séance. Celle-ci débute avec l'éveil corporel. Nous chantons « tête-épaule- genou-pied », elle essaye de chanter mais présente des difficultés à toucher les différentes parties du corps. On ressentait comme une lourdeur corporelle chez X. Nous la félicitons pour les efforts et commençons à apprendre les différentes parties du corps sans chant puis avec le chant. À la fin, nous lui demandons ses impressions, X nous répond : « je n'aime pas ça », nous lui demandons pourquoi ? X répond : « les parties du corps qu'on touche là je ne les connais pas ». Nous faisons comprendre que cela n'est pas difficile et nous sommes là pour lui apprendre. C'est la fin de la séance, nous la raccompagnons dans la salle avec ses amis et nous lui disons au revoir et à la prochaine.

Séance (8-12) avec X

À l'accueil, X résiste à notre invitation mais finit par céder. Une fois dans la salle, on se salue, puis nous lui demandons comment elle va ? Nous verbalisons concernant son vécu au quotidien pour la mettre en confiance. Nous commençons alors la séance par l'éveil corporel en chantant, en touchant les parties du corps. Avec la danse, nous créons une chorégraphie qui lui permettra de connaître sa gauche et sa droite afin d'intégrer la réversibilité. Ensuite toujours debout, nous lui demandons de fermer les yeux et de se concentrer sur toutes les parties de son corps. L'exercice est essayé trois fois mais elle n'y parvenait toujours pas. Quand elle essayait, c'était pour un court instant et nous ne manquons pas de la féliciter pour cela. Enfin chaque fois que nous commencions une activité, elle nous disait toujours qu'elle ne peut pas la réaliser et nous l'encouragions en lui faisant comprendre qu'elle peut. Nous arrêtons alors la séance et l'accompagnons dans la salle commune pour la suite des activités de la journée et en lui disant à la prochaine.

Séance (13-16) avec X

La séance débute par l'arrivée de la patiente, nous la saluons et lui demandons de prendre place. Cette fois, elle a une bonne mine par rapport à la précédente et elle n'est plus retissante. Nous commençons alors par l'éveil corporel et pendant cette activité, elle parvient déjà à citer et nommer certaines parties de son corps qu'elle ne connaissait pas, mais elle hésite encore sur la connaissance de sa gauche et de sa droite. Ensuite nous continuons avec la prise de la conscience corporelle. Elle pense toujours qu'elle ne peut pas et nous l'amenons à avoir confiance en elle et utilisons aussi un renforçateur. Dès lors, elle parvenait à fermer les yeux en se concentrant sur son corps et en touchant certaines parties que nous citons et nous lui disons bravo. Elle doit s'imaginer que sa main droite est comme une fourmi qui se déplace le long du côté gauche et vice versa. À la fin de l'activité nous la félicitons même si l'orientation spatiale n'est pas bonne. Enfin nous continuons la séance en travaillant la motricité fine avec les pinces à linge et les cailloux. X a les difficultés à pincer les cailloux mais s'efforce quand même. On note une fatigabilité et des douleurs au niveau des doigts. À la fin de la séance, nous rangeons le matériel et l'accompagnons dans la salle commune.

Séance (17-20) avec X

À l'appel de X, elle se montre très vaillante et se lève aussitôt pour nous suivre. Devant la salle comme d'habitude, on se salue, elle entre et prend place sans que nous ne le lui demandions. Une fois assise, nous lui demandons comment elle va ? Elle répond « bien ». Pendant ce petit temps d'échange, il y a vraiment interaction entre X et nous. Nous débutons alors la séance comme de coutume par l'éveil corporel. La patiente se montre tellement motivée qu'elle décide d'entonner elle-même tous les chants que nous utilisons. Pendant la période de chant et de danse, nous recherchons toujours à amener la patiente à mieux connaître les parties de son corps afin de bien les utiliser, de connaître sa gauche et sa droite afin de mieux s'orienter dans l'espace avec la chorégraphie que nous avons créé. Nous constatons que X maîtrise déjà sa gauche et sa droite. Nous l'encourageons en lui disant «bravo» et X éclate alors de rire en cachant son visage. Nous poursuivons ainsi la séance avec une autre activité qui consiste à fermer les yeux et de se concentrer sur toutes les parties du corps. Au signal X n'a pas hésité de fermer les yeux, contrairement aux précédentes séances. Nous avons subdivisé le corps en trois grandes parties (la tête, le tronc et les quatre membres).

Lorsque nous les citions, X touchait, en même temps les parties telles que le coude, le poignet, les épaules et bien d'autres. Nous la félicitons pour cette évolution en lui disant qu'elle est une brave fille, elle connaît beaucoup de choses. Ensuite, nous continuons la séance avec les pinces à linge où elle va pincer les cailloux et les mettre dans le panier. Elle s'exécute, mais la fatigue s'installe aussitôt et enfin, nous passons à l'écriture. Nous lui apprenons à bien tenir son crayon afin de mieux écrire. X réalise l'écriture cursive avec beaucoup de difficultés mais les tracés ne sont plus trop cabossés, l'alphabet en écriture cursive n'est pas chose facile pour elle, mais elle se bat beaucoup pour y arriver. À la fin de la séance, nous l'encourageons pour tous ces efforts qu'elle a fournis, nous rangeons le matériel ensemble et le gardons pour la prochaine fois. Nous la raccompagnons dans la salle commune pour la suite de la journée et nous lui disons au revoir. C'est la fin de la séance.

Séance (21-25) avec X

Nous débutons la séance comme d'habitude : salutations, un peu de causeries. Nous commençons par l'éveil corporel, ensuite l'activité des yeux fermés juste pour vérifier si X a vraiment maîtrisé les différentes parties de son corps même en ayant les yeux fermés, et l'orientation gauche droite. X se montre comme une experte dans la chose. Parfois, lors des activités de motricité fine, nous lui demandons d'utiliser sa main droite pour travailler tout en sachant que c'est bien cette main là qu'elle utilise. X s'arrête un instant, en nous regardant et dit : « c'est la main droite que j'utilise noooh ». Nous l'encourageons une fois de plus. Après cette étape, nous nous sommes plus focalisés sur les exercices de motricité fine pour renforcer son tonus au niveau des membres supérieurs et améliorer sa prise de l'outil scripteur. En plus des pinces à linges, nous avons aussi ajouté la pêche au bouchon. Nous avons une bassine contenant de l'eau de bouchon de différentes formes, nous avons des petits bâtons avec lesquelles X va pêcher. X doit utiliser une seule main pour tenir deux petits bâtons qui l'aideront à récupérer les bouchons. Mais X a toujours tendance à utiliser les deux afin de mieux tenir les bâtons. C'est difficile mais elle s'efforce à y parvenir. Elle pêche quelques bouchons et nous arrêtons avec l'activité. Enfin nous continuons étant assis autour d'une table, nous lui donnons la feuille et le crayon et lui demandons d'écrire l'alphabet français en écriture cursive. X a écrit l'alphabet même si par moment elle change la tenue du scripteur et aussi la présence de quelques lettres en majuscule, elle pourra mieux faire sur le plan graphique. Les tracés sont déjà visibles, elle parvient déjà à reproduire des formes qui sont lisibles. Nous encourageons X et lui demandons de continuer à travailler à la maison avec ses parents. C'est la fin de nos séances et nous la remercions.

4.8.2. Le cas Y

Bilan psychomoteur de Y

❖ **Tonus**

➢ **de fond** :

L'épreuve du ballant montre une légère rigidité du membre supérieur gauche comme des blocages.

➢ **d'action** :

À l'épreuve des marionnettes, l'encorbellement n'est pas bon, le mouvement est lent ; on observe des blocages lorsque le mouvement est effectué rapidement et se trouve être caractéristique des paratonies ; on note aussi la présence des syncinésies d'imitation.

❖ **Coordinations**

➢ **coordinations dynamiques générales :**

Lors de son entrée en salle, nous l'avons observé, les pas et le ballant des membres supérieurs sont normaux. L'attaque de son pas se fait avec l'appui plantaire sur le bord interne du pied. La course est lente avec de petites foulées. Le déroulement des pas se fait avec la pointe des pieds et l'atterrissage lors du saut est pareil.

➢ **équilibre statique** :

À l'épreuve d'immobilité, nous observons des réactions tonico-émotionnelles caractérisées par le vacillement du corps et aussi le clignement des yeux.

- **coordinations larges** :

À l'épreuve doigt-nez, le mouvement est réussi mais quand il faut accélérer le patient maintient le même rythme qu'au départ.

- **coordinations fines**

Motricité faciale : le test de **kwint** est réussi pour les trois bilatéraux mais les trois unilatéraux ont échoué.

Motricité digitale : la capacité d'opposition pouce et autres doigts est réussie lentement mais lorsqu'il faut accélérer, le mouvement est difficile. Les levées digitales sont difficiles et on note aussi la présence des syncinésies.

- **Latéralité** : elle est homogène à la droite main-œil-pied

- **Schéma-corporel** :

Il connaît quelques parties du corps comme on lui a appris à l'école, c'est-à-dire que le corps humain comprend la tête, le tronc et les quatre membres. Le dessin du bonhomme nous montre plusieurs parties de son corps, mais il y a absence du cou, insuffisance des doigts et une disproportionnalité des membres supérieurs. La reconstitution du bonhomme est bien, mais les bras sont retournés vers l'arrière. L'épreuve de *Piaget* montre que l'orientation gauche-droite est nulle.

- **Espace :**

✓ Orientation spatiale : il maîtrise les notions spatiales de base (devant, derrière, en haut et en bas). L'épreuve de *Piaget* est un échec car il ne maîtrise pas sa gauche et sa droite. L'épreuve des pas comptés de *Marthe VYL* n'est pas réussie et on note une difficulté dans sa capacité d'inhibition.

✓ Pour la reproduction spatiale graphique : La copie de la figure de *REY* nous donne un score de 12,5 sur 36 et en mémoire on a un score de 7 sur 36. Nous notons ici une difficulté dans l'organisation perceptivo-motrice.

❖ **Le temps** :

Les notions temporelles de base sont acquises mais la reproduction des structures rythmiques de *Mira Stamback* est insatisfaisante.

❖ **Graphomotricité** :

Y tient l'outil scripteur avec la main droite et la prise est tri digitale. On observe une instabilité posturale, une mauvaise qualité graphique et une lenteur excessive. L'épreuve du BHK montre une mauvaise organisation de la page, des lignes non planes, des mots serrés, des variations de la hauteur des lettres troncs. Les tracés sont très appuyés. La position du buste est inadaptée mais il fait parfois l'effort de rester droit.

❖ **Attention** :

Les capacités attentionnelles de Y sont très bonnes surtout lors des activités.

❖ **Mémoire** :

Le test du marché montre une bonne capacité de mémorisation, sur dix éléments cités par le thérapeute, il a pu citer neuf.

Conclusion

Au vu de ce bilan, si les difficultés graphomotrices de Y apparaissent sur le développement psychomoteur, il n'en reste pas moins vrai qu'elles ont aussi un lien avec ses problèmes affectifs. De ce fait, un accompagnement clinique et une prise en charge psychomotrice sont importants et viseraient à le sortir de ses inquiétudes, de son manque de confiance en soi, et de remédier à ses difficultés afin d'éviter les échecs scolaires et lui permettre ainsi de s'épanouir dans la société en général. La collaboration des parents est très primordiale dans cette initiative.

Projet thérapeutique

La prise en charge que nous proposons pour Y est pluridisciplinaire et s'articule autour de trois axes : dans un premier temps, nous travaillerons d'abord sur l'intégration de son schéma corporel avec les jeux de détente qui lui permettront de connaître les différentes parties de son corps et celles d'autrui, et d'améliorer sa capacité de représentation mentale. Ensuite nous travaillerons sur les problèmes d'orientation spatiale avec la danse et le jeu de cercle afin d'améliorer sa capacité d'orientation gauche–droite et d'acquérir la réversibilité. Enfin, à long terme, nous travaillerons sur ses difficultés d'écriture avec les exercices de motricité manuelle pour améliorer la régulation tonique et la coordination bras, main, doigt.

Séance 1

À l'arrivée du patient, nous l'accueillons et vérifions l'état du jour du patient avant toute chose et nous expliquons ce que nous allons faire avec lui tout au long de cette séance, ce qui lui permettra d'affronter la journée sans surprise. Ceci nous a permis de créer une bonne relation entre lui et nous. Ensuite, nous commençons la séance par l'éveil corporel tout en utilisant certaines méthodes d'approche : nous sommes tous debout, nous lui demandons s'il connaît chanter et il répond « oui ». Nous adaptons alors le chant en fonction de nos objectifs à atteindre sur la somatognosie en créant une chorégraphie en lien avec le corps. Lorsque nous chantons, nous citons toutes les parties du corps en les touchant et en dansant pour qu'il puisse avoir une maîtrise de son corps dans l'espace. Ensuite, nous lui proposons un jeu d'orientation spatial dans lequel nous traçons quatre cercles en laissant un espace au milieu des quatre. Y va se placer et à chaque fois il va changer de position. Quand nous faisons un pas devant, il le fait et il revient au centre puis un pas derrière, à gauche et à droite et, à chaque fois, il revient au centre. Après avoir fait des contours d'une face il se retourne et prend une autre position. Enfin nous verbalisons ; et nous lui demandons de nous faire part de son vécu ; nous constatons qu'il ne connaît pas toutes les parties du corps et l'orientation gauche-droite est nulle. C'est la fin de la séance, nous le raccompagnons dans la salle commune pour la suite de la journée et nous lui disons au revoir et à la prochaine.

Séance 2

Nous accueillons le patient, en lui disant bonjour et lui demandant de prendre place. Une fois assis, nous l'amenons à faire un rappel mémoire et à nous faire part de ses impressions concernant la journée précédente, ce qui nous a permis d'avoir une idée sur son évolution et nous rassurer si tout se passe bien ou s'il faut changer de méthode. Nous démarrons la séance avec l'éveil corporel en chantant et en dansant. Une chorégraphie est mise en place afin de mieux maîtriser l'orientation spatiale. Nous constatons que la maîtrise des parties du corps s'améliore et il peut déjà citer plus de dix parties de son corps. Pour l'orientation gauche-droite, il le réussit au hasard. Ensuite nous poursuivons la séance par un jeu de lancer de balle et de football. Nous remarquons qu'il s'investit beaucoup dans ces activités ce qui est déjà une très bonne évolution. Plus il bougera son corps, plus il le maîtrisera. En fin de séance, nous félicitons le patient pour sa coopération et nous lui demandons de bien apprendre l'orientation gauche-droite à la maison. C'est la fin de la séance.

Séance 3

Après l'accueil du patient et les différentes salutations, nous l'amenons à prendre place comme d'habitude. Nous verbalisons un peu concernant ses activités quotidiennes. La séance débute par l'éveil corporel avec les chants et danses orientés vers le corps, et toujours en position debout, nous lui demandons de fermer les yeux, de se concentrer sur les parties de son corps, de relâcher les muscles, de s'imaginer qu'une fourmi se déplaçait le long de son corps, en pensant que sa main (droite ou gauche) est comme une fourmi qui va descendre le long du corps. L'exercice est repris trois fois et permet à Y d'avoir une prise de conscience corporelle. Au premier essai, il avait des difficultés à fermer les yeux et toucher les parties du corps citées mais au fur et à mesure, il y est arrivé et a détecté quelques parties en se concentrant. Pendant cette activité, nous notons la difficulté de Y à maitriser sa gauche et sa droite. Chaque fois qu'il touche et nomme une partie de son corps qui au début n'existait pas pour lui, nous le félicitons et l'encourageons à en faire plus. Lorsque nous voulons arrêter avec la séance, il nous dit qu'il voulait continuer et nous lui promettons qu'on le fera la prochaine fois. Nous arrêtons ainsi la séance et en se disant au revoir.

Séance 4

Y arrive en salle étant très souriant, on se salue et nous lui demandons de prendre place. Nous lui posons des questions pour savoir comment il va. Il répond « bien », nous lui posons la question de savoir ce qu'il a fait depuis la séparation. Il nous dit : « j'ai appris avec maman, j'ai lavé les assiettes ». Nous le félicitons et commençons alors la séance par l'éveil corporel qui consiste à exécuter des chansons permettant de mieux maîtriser la somatognosie. Y connaît déjà plusieurs parties de son corps. Il peut aussi distinguer sa main gauche de sa main droite ainsi que les pieds, chose qu'il faisait par hésitation dans les séances précédentes. Nous lui disons « bravo ». Ensuite nous continuons avec l'activité qui consiste à fermer les yeux et à se concentrer sur toutes les parties de son corps. Y toujours motivé, parvient à toucher les parties que nous avons citées sans voir. Pendant qu'il réalise cette activité, il le fait comme un professionnel avec un maximum de concentration. Nous l'encourageons beaucoup pour cela. Ensuite nous passons à l'écriture mais avant nous faisons quelques exercices pour améliorer la régulation tonique, vu que la prise est déjà bonne. Nous demandons d'abord à Y d'écrire tout l'alphabet français. Après contrôle nous constatons qu'il a écrit toutes les lettres de l'alphabet sans rien sauter ni augmenter. Nous le félicitons et donnons un texte à recopier pendant 5 minutes, Y réussit l'exercice. Il s'améliore déjà dans l'écriture sans trop de lenteur (bravo). C'est ici que s'achève la séance, nous rangeons le matériel et le raccompagnons dans la salle pour la suite de la journée.

Conclusion des séances

Après toutes les séances passées avec X et Y pendant six mois de prise en charge, les évolutions ont été positives. L'évolution dans la construction de son schéma corporel en ce qui concerne la connaissance des différentes parties du corps, l'orientation gauche-droite et aussi la capacité de représentation de soi. Nous remarquons qu'à travers le chant, la danse, le jeu sensori-moteur et les exercices de motricité manuelle, X et Y ont pu se découvrir, se mouvoir, ce qui leur a permis d'investir leur corps, afin de mieux investir l'écriture en améliorant sa qualité.

Analyse clinique de l'accompagnement

Tout au long du processus d'accompagnement de nos deux patients, il était d'abord question d'établir la relation avec les parents lors des entretiens. Le bilan psychomoteur a permis de rédiger un projet thérapeutique pour chacun avec un objectif de prise en charge.

Pour le cas **X**, la relation s'est difficilement installée, ce qui a un peu ralenti le travail thérapeutique. Les premières séances consistaient à travailler la somatognosie de X, mais avec ses multiples frustrations, la baisse d'estime de soi, nous avons opté pour le dialogue au début et après chaque séance. Une fois que la confiance s'est installée, X a commencé à interagir normalement ce qui a favorisé une bonne prise en charge de cette dernière. De plus à travers les différentes techniques suivantes : le chant, la danse, les jeux de détente, l'état de X s'est amélioré et elle a pu intégrer les vocabulaires corporels suite à la connaissance des différentes parties du corps et les représenter, elle a aussi pu s'orienter, c'est-à-dire connaître sa main, son côté gauche et son côté droit afin d'acquérir la réversibilité. Vers les dernières séances, nous avons opté pour la prise de l'outil scripteur (de digital à tridigital) avec les exercices de motricité fine. Pendant six mois, nous avons constaté que notre intervention a permis à X de mieux se connaître, d'avoir confiance en elle, d'améliorer son investissement corporel et d'améliorer sa qualité de tracé graphique. Mais si la prise en charge était plus longue, on aurait observé plus d'évolution en ce qui concerne l'écriture.

Pour le cas de Y, la relation s'est très vite installée, ce qui a facilité le travail thérapeutique. Les premières séances consistaient à travailler sur l'intégration de son schéma corporel, c'est-à-dire la connaissance des différentes parties du corps sur lui et sur autrui, la capacité de représentation de soi afin de mieux s'orienter à travers le chant, la danse, les jeux de détente. Nous avons observé son évolution au niveau de la connaissance corporelle et de la représentation mais surtout l'acquisition de la gauche et de la droite ainsi que sa capacité de réversibilité. Ensuite nous avons introduit le football qui l'a amené à favoriser son investissement corporel, à s'intégrer dans les jeux avec les amis et à s'exprimer devant ses ainés normalement sans avoir peur. Enfin nous avons stimulé sa lenteur surtout au niveau de l'écriture. Au début des activités, Y ne s'en sortait pas quand il fallait travailler rapidement mais à la fin il y est parvenu et l'écriture était un peu rapide.

X et Y avaient en commun un trouble de l'écriture, un trouble de l'orientation spatiale, un désinvestissement corporel, ne pouvaient pas se représenter mentalement leur corps, ne s'investissaient pas dans les activités, ne connaissaient ni la gauche ni la droite, et avaient une écriture illisible. X était très démotivée, distraite, comprenait les consignes mais faisait semblant de n'avoir rien compris. X parlait à son moment voulu et il fallait à chaque fois répéter la consigne. Elle avait du mal à former les lettres et à les relier. Y s'exprimait bien, comprenait les consignes et les exécutait. Il était très motivé et apprenait facilement par imitation. Il formait assez bien les lettres pendant l'écriture.

Rôle du clinicien dans la prise en charge des enfants dysgraphiques

Le clinicien doit être accueillant, il doit toujours véhiculer un esprit de confiance, de joie, de prospérité, pendant les séances avec ses patients, car l'accompagnement clinique nous invite à avoir une bonne relation pendant nos prises en charge. C'est à partir de cette relation de contact que tout s'organise. Il doit être empathique car pour comprendre le patient, le clinicien doit être capable de se mettre à sa place. Pendant les séances avec nos patients, nous nous sommes rendu à l'évidence que la relation bien-fondée redonnait confiance au patient et agrandissait sa possibilité d'investissement.

Conclusion

Cette étude nous a permis d'avoir une large vision sur les difficultés rencontrées par les enfants dysgraphiques et d'expérimenter les techniques mises en jeu pour remédier à cette situation pendant la prise en charge. Tout d'abord nous avons opté pour un entretien avec les patients et parents pour avoir d'amples informations concernant la pathologie et le comportement de chacun. De plus, ces informations nous ont permis : de choisir les tests d'évaluation, d'obtenir les résultats qui ne sont jamais utilisés indépendamment du contexte dans lequel ils ont été recueillis, mais constituent plutôt une connaissance complémentaire à associer à l'ensemble des informations du dossier, afin de mettre sur pieds un projet thérapeutique.

En ce qui concerne nos sujets, nous avons pensé qu'une prise en charge pluridisciplinaire était nécessaire puisque la pathologie touche plusieurs domaines (moteur, psychologique, etc.)

Le sujet X souffrait des problèmes psychologiques, vu qu'elle ne parvenait pas à bien écrire, elle était victime de moqueries de la part de ses camarades de classe et des enseignants qui ne pouvaient pas comprendre qu'elle avait un problème n'en restaient pas épargnés. À la maison, « ma petite sœur écrit très bien et est félicitée à tout moment », dit-elle. Face à tout ceci, X est restée frustrée d'où son désinvestissement et la baisse de l'estime de soi. Le cas Y par contre n'affichait pas son ressenti mais lors de la prise en charge, nous avons noté qu'il y avait un manque de confiance en soi qui régnait en lui. Pour ces deux cas, si une prise en charge psychologique n'intervenait pas, ces enfants pouvaient sombrer dans les maladies mentales (dépression, anxiété).

En ce qui concerne la prise en charge psychomotrice, nous avons essayé d'améliorer la connaissance corporelle de nos patients, étant donné qu'ils présentaient des difficultés dans la prise en charge de leur schéma corporel. Notre médiation mère étant le jeu, nous avons associé le chant, la danse et les exercices de motricité manuelle pour atteindre nos objectifs. Pour les deux cas, nous avons obtenu des résultats satisfaisants, ce qui nous a permis d'atteindre nos objectifs et permettre aux patients de développer la connaissance de leur schéma corporel (connaissance des différentes parties du corps, la représentation mentale). La chanson à geste est une activité d'expression utile de faire pratiquer aux enfants pendant leur apprentissage. La parole qui accompagne le geste renforce la mémorisation et le fait de mimer les différentes parties du corps permet de mieux connaître celui-ci et présente des effets bénéfiques au niveau de la coordination. Pour écrire, le bras doit être en mouvement.

La danse a permis à nos cas de savoir orienter leur corps que ce soit à gauche ou à droite. Cette orientation est importante lors des apprentissages surtout comme celui de l'écriture. Lorsque nous écrivons, tout le corps est en mouvement : il est donc normal d'amener l'enfant à connaître davantage son corps et apprendre à le mobiliser ne peut qu'être bénéfique. En plus de ces techniques, nous avons utilisé les exercices de motricité fine surtout pour le cas X, afin d'améliorer sa prise de l'outil scripteur et de renforcer le tonus musculaire au niveau des membres supérieurs.

Enfin, toutes ces techniques nous ont permis d'améliorer la connaissance corporelle de nos cas et de faciliter leur apprentissage. Nous avons constaté que le jeu de détente permettait de se concentrer sur toutes les parties du corps avec les yeux fermés afin de faciliter la représentation mentale des enfants en difficulté d'apprentissage. Cette représentation mentale de soi permet aussi la représentation mentale des formes et des lettres avant de les reproduire sur un support en ce qui concerne l'apprentissage de l'écriture.

CHAPITRE 5 : PRISE EN CHARGE DU TROUBLE DE LA PERCEPTION DU CORPS CHEZ L'ENFANT HYPERACTIF

Dans ce chapitre, il sera question de s'intéresser à la manière dont l'enfant hyperactif perçoit son corps. S'il est admis que ce dernier le néglige, ce n'est pas parce qu'il n'est pas important, mais c'est qu'il n'en a pas conscience, dans la mesure où il ne le perçoit pas. On peut parler à ce niveau du trouble de l'image du corps qui est la perturbation de la représentation normale de son corps. Selon Machover (1965), ce sont les expériences désagréablement vécues par le sujet (situations traumatisantes par exemple) qui donnent lieu à une image du corps négative. Dolto (1984) parle de situation angoissante, énervante, insupportable ou désagréable vécue par le sujet, comme susceptible de conduire au trouble de l'image du corps. Pour Abraham (1985), le trouble de l'image du corps est relatif à une image du corps qui est la détérioration de soi. Le trouble de la perception du corps dans le cadre de ce chapitre renvoie à la perturbation de la représentation du corps chez l'enfant hyperactif. Il s'agit des modalités de l'image corporelle perturbée de l'enfant et subissant des troubles.

5.1. Présentation de la problématique psychopathologique et handicapologique

Notre curiosité à travailler sur cette thématique est née à la suite d'une visite dans un centre qui accueille des enfants en situation de handicap. Parmi eux, notre attention s'est focalisée sur l'un d'entre eux qui, dès son arrivée dans ce lieu, se faisait remarquer par son agitation incessante. Ne pouvant rester tranquille, il avait des questions successives, sans satisfactions de réponses, d'une impulsivité exagérée, inattention à tout ce qu'il fait, ne sachant pas attendre son tour. Nous nous sommes posé la question de savoir pourquoi cet enfant veut tout faire à la fois ? Pourquoi ne parvient-il pas à rester calme ? Pourquoi est-ce qu'il réagit ainsi ? Comment faire pour le stabiliser ? Est-ce qu'il perçoit son corps ? Qu'est ce qui est à l'origine de ce trouble ?

En fait, l'hyperactivité que manifeste cet enfant, est un trouble moteur quantitativement et qualitativement anormal. Elle se caractérise, chez les enfants par un niveau d'inattention et d'impulsivité, qui ne correspond ni à leur âge, ni à leur niveau de développement. Ils peuvent être dus aux facteurs psychosociaux, héréditaires, biologiques et périnatals. Selon Berges (1996, p.93) certains « enfants sont incapables de réagir, autrement que par des explosions motrices, suivies d'une sidération végétative. Leur motilité est exubérante ; ils ne peuvent rester en place et bougent sans cesse leur extrémité ». Il estime que l'enfant qui bouge sans cesse montre qu'il ne perçoit pas son corps et essaie de trouver ses limites corporelles à travers l'excès de mouvement, mais est incapable de bouger ses idées dans sa tête, afin de pouvoir trouver des stratégies pour se stabiliser, pour se concentrer, pour se connaître, et se percevoir. Autrement dit, l'enfant hyperactif est incapable de réfléchir, car la défaillance du cerveau influence la construction psychique et physique du moi, pendant la période préopératoire et ce qui entraîne une défaillance de la peau et la non perception de son corps, qui se caractérise par les explosions motrices. Il faut, en principe, que son âme soit en action, pour que son corps soit perçu.

Nous sommes parti du constat selon lequel, le comportement des enfants d'un même âge est différent dans les mêmes milieux où ils se trouvent. Certains se démarquent par des agitations incessantes, l'incapacité à porter leur attention à l'autre, leurs difficultés à rester assis et à se focaliser sur une tâche. Ces enfants déploient un excès d'énergie, ne parviennent pas à s'orienter dans l'espace, ni à l'organiser. Ce qui entraîne des difficultés de socialisation à cause de leurs comportements inadaptés et leurs instabilités. Cela nous a permis de constater, qu'il se pose un problème de perception du corps. Si l'enfant hyperactif ne perçoit pas son corps, c'est qu'il ne se perçoit pas, il ne se sent pas, il ne se comprend pas. Si le sujet ne se perçoit pas, c'est qu'il ne se connaît pas et ne connaît pas le monde ; l'éparpillement qu'il manifeste tant par ses agitations, ses maladresses, ou ses troubles d'attention peuvent avoir un lien avec une peau physique ou psychique défaillante. C'est pourquoi nous pensons qu'un jeu canalisé peut permettre à l'enfant de bien se construire.

En effet, l'enfant joue pour explorer les diverses fonctions de ses facultés corporelles et mentales qui émergent consécutivement. Le jeu favorise la construction physique et psychique de l'enfant en particulier et son développement global en général. C'est pourquoi nous avons pensé qu'un accompagnement clinique basé sur les jeux-sensori-moteurs, peut améliorer la perception du corps de l'enfant hyperactif. Certains enfants peuvent développer des symptômes d'hyperactivité secondaires à des lésions très spécifiques et parfois très limités, ce qui permet de renforcer l'idée d'une origine organique de l'hyperactivité qui se trouve au niveau du lobe frontal et qui pourra créer l'instabilité chez l'enfant à la longue. Ainsi ce dysfonctionnement du lobe frontal qui entraîne une explosion de mouvement non contrôlé pourrait être dû à la non perception de son corps car comme le dit Berges (1996) : « l'enfant essaie de trouver ses limites ».

L'Hyperactivité est une activité motrice bruyante, excessive ou inappropriée à l'âge de l'enfant. C'est aussi un ensemble de mouvements inutiles ou inadéquats compte tenu de la situation et de l'activité qu'exerce l'enfant. À la maison, il ne reste pas en place, court, saute partout, bouscule ses frères et sœurs, n'est à l'aise que dans le jardin. À l'école, il est incapable de rester assis sur sa chaise, se lève sans permission, fait des bruitages. Le trouble de l'hyperactivité est caractérisé par une impulsivité incontrôlée. L'enfant répond et réagit trop vite aux sollicitations de l'environnement, sans envisager les conséquences possibles de sa réaction, qu'elle soit verbale ou physique. Il ne sait pas attendre son tour, et interrompt tout le temps les autres.

Un passage dans un centre d'accueil d'enfants en situation de handicap et dans certains établissements scolaires nous a permis de constater que certains enfants étaient plus en mouvement que d'autres, bougeaient sans cesse, se livraient à des activités stériles et ne pouvaient pas se concentrer sur une tâche, ni rester sur place pour quelques secondes. Nous avons constaté qu'un enfant avait le même comportement à la maison, au centre et partout où il se trouvait. Nous avons cherché à savoir pourquoi cet enfant ne parvenait pas à rester calme, à se concentrer comme les autres. Mais en réalité, les problèmes de comportements des enfants hyperactifs sont d'ordre neurologique ; le dysfonctionnement cérébral résulte en fait d'un trouble biochimique quantitatif qui concerne les neurotransmetteurs dû au manque de sérotonine et à l'excès de dopamine. La zone concernée par l'hyperactivité est le lobe frontal qui est le siège de la motricité, de la pensée et des sentiments, mais aussi celle qui permet à l'homme de s'interdire, d'agir et de lui dicter ce qu'il lui convient de faire. Nous comprenons donc que si cette fonction est atteinte ou si elle est défaillante l'enfant ne pourra pas contrôler ses actions.

Sur le plan psychopathologique, on retrouve des angoisses archaïques (de morcellement, d'anéantissement...), un manque de distinction entre le soi et le non-soi, une rupture avec la réalité, un trouble de l'investissement de l'espace et du temps. Réaliser que le corps est limité, qu'il y a un contenant et un contenu n'est pas évident pour tout le monde. Lors d'un abus physique, l'enfant peut perdre la notion de son corps dans l'espace, sa peau devient perméable et ses limites corporelles sont diffuses. Aujourd'hui, l'hyperactivité est définie comme la conjonction de trois symptômes : une agitation motrice anormale (motricité exubérante, agitation), des troubles de l'attention, et une impulsivité exacerbée.

5.2. Le problème et sa pertinence

La limite est une frontière, un point où s'arrête l'action de quelqu'un ou de quelque chose, une barrière, un périmètre. Dans le cadre de cette étude, la mauvaise perception de soi chez l'enfant peut être due au fait qu'il n'arrive pas à intégrer son corps. Autrement dit, le problème de limites de la perception du corps est dû à la défaillance du système d'organisation somato-psychique. Nous avons observé que les enfants bougeaient beaucoup, s'agitaient sans cesse, étaient constamment en mouvement parce qu'ils ne parvenaient pas à se percevoir, à s'orienter dans leur environnement.

En effet, chaque enfant possède un tempérament particulier dans la manifestation la plus précoce de sa personnalité. Chez les non-hyperactifs, une partie du cerveau, plus précisément le cortex frontal, joue le rôle de filtre, sélectionnant les messages nécessaires à prendre en compte. Cela évite une surcharge d'informations qui arrive en même temps, et permet une concentration optimale, lors d'une activité. On note que l'enfant hyperactif se distingue par une « humeur négative », une inadaptation à l'activité, une grande distractibilité. Chez l'hyperactif, l'information circulant entre les cellules nerveuses fuse à une vitesse trop importante. Le cerveau va capter et réagir aussitôt à tous les stimuli (images, bruits…etc…). L'hyperactif aurait donc une altération de la capacité de sélectivité. Des techniques radiologiques (scanner, imagerie par résonance magnétique) ont permis de constater un dysfonctionnement de certaines zones du cerveau (le cortex frontal), chez les individus souffrant de l'Hyperactivité. Dans ce cas, le cortex frontal ne joue pas son rôle de filtre, engendrant une difficulté à résister à la distraction. Au niveau de ce cortex se trouvent les neurones noradrénergiques qui régissent la vigilance et l'attention sélective. Parallèlement existe le système dopaminergique qui est impliqué dans la motivation et le renforcement, donc qui dirige la sélection, l'initiation, le maintien des fonctions motrices, ainsi que la diminution de réponse aux stimuli nouveaux. En raison du déficit de ces neurotransmetteurs, l'enfant hyperactif exprime une impulsivité, une réactivité excessive, un manque de maintien des tâches.

Dans le contexte camerounais, le trouble d'hyperactivité touche 3 à 5 % des enfants d'âge scolaire, soit environ un à deux enfants par classe (pour une classe de trente élèves). Un tour dans les centres d'accueil d'enfants vulnérables et en situation de handicap dans la ville de Douala nous a permis d'obtenir les données suivantes :

Tableau 5 : Quelques données épidémiologiques de l'hyperactivité à Douala

	TDA/H		Effectif total	Pourcentage	
Structures	Filles	Garçons		Filles	garçons
Petite Enfance	0/10	2/10	2	0	20
IPPR	0/10	1/10	1	0	10
CMPP Camelins	0/20	1/20	1	0	10
Anaïssa	1/8	2/10	3	10	20

Au vu de ce tableau nous constatons que les garçons sont plus affectés par les TDA/H que les filles. Le manque de concentration dû à une défaillance de l'organisation somato-psychique et une absence de technique de prise en charge de l'enfant hyperactif accentuent leurs difficultés. Comment peut-on parvenir à améliorer la concentration chez l'enfant hyperactif à travers un accompagnement clinique ? Le jeu sensori-moteur peut-il permettre à l'enfant de percevoir son corps? Une tentative de réponse pourrait être donnée dans les lignes qui suivent.

5.3. La triade symptomatique

Elle insiste sur trois points essentiels : l'impulsivité (un besoin irrépressible de gratification immédiate) ; l'inattention (difficultés pour l'enfant à rester fixé sur une tâche, un exercice ou une activité ludique, ceci entraîne une labilité de l'attention ou une distractivité ou une incapacité à soutenir l'attention) et l'hyperactivité (un état d'activité constante et d'instabilité de comportement, s'accompagnant de difficultés d'attention).

Les critères de diagnostic selon le DSM IV donnent les précisions suivantes : critère 1 (six items pour l'inattention et six items pour l'hyperactivité) ; critère 2 (apparition des signes à 7 ans) ; critère 3 (manifestations des signes dans deux environnements différents) ; critère 4 (altération significative du développement social, scolaire et professionnel) ; critère 5 (il faut un diagnostic différentiel avec le TED, la schizophrénie, le retard mental, les maniaco-dépressifs, les troubles anxieux).

5.4. Sémiologie Psychomotrice

Les troubles psychomoteurs se regroupent en quatre catégories :

- **Les troubles toniques** : ils se caractérisent par les variations toniques (explosion du tonus, ou tension constante). On observe à l'évaluation, une perturbation du tonus de fond, d'action et de l'équilibre. On note à cet effet : les instables avec l'état tensionnel et les instables avec déhiscence.
- **Les troubles praxiques** : ils traduisent chez ces enfants la maladresse avec un manque d'élaboration du plan moteur et rendent compte de l'improductivité motrice.
- **Les troubles spatio-temporels** : ils rendent compte des difficultés à dérouler dans l'espace et dans le temps, une activité motrice. On retrouve un trouble de la latéralité, une structuration spatiale déficitaire, des troubles temporels massifs.
- **Les troubles de la représentation du corps** : ils se traduisent par un manque de représentativité du corps, la sous-stimulation de leur corps ne leur permet pas une représentation fiable de celui-ci.

5.5. Présentation des vignettes cliniques

5.5.1. Les sujets O et Z

Le sujet O est un jeune garçon de 8 ans non scolarisé. Il est né dans des conditions difficiles. Pendant l'accouchent, O a absorbé le liquide amniotique. Jusqu'à l'âge d'un an, O a une santé précaire et régresse sur le plan psychomoteur. Il marche à un an - huit mois, c'est un enfant agité, turbulent, qui cherche à tout prendre sur son passage, il n'a pas besoin d'ami pour jouer, il n'obéit à aucune consigne, fait ce qu'il a à faire, ne se concentre sur aucun jeu. À 5 ans, il est inscrit à l'école, sa maîtresse constate qu'il ne reste pas tranquille, il se lève souvent en classe, et dans les situations où il est supposé resté assis ; il a souvent du mal à se tenir tranquille dans les jeux ; parle souvent trop. Il laisse souvent échapper la réponse à une question qui n'est pas entièrement posée, perd souvent les objets nécessaires à son travail ; a une attention labile ; ne parvient pas à faire ses devoirs de classe, souvent aidé ou fait à contre cœur les tâches qui demandent un effort mental soutenu.

Le sujet Z est un petit garçon de 7 ans non scolarisé. Z est né à la maternité de l'hôpital Laquintinie de Douala, d'une grossesse qui a eu quelques complications intra-utérines, avec risque d'avortement à cinq mois des suites d'un accident de moto. À l'accouchent, Z n'a pas poussé de cris, il a été réanimé plusieurs fois avant de pleurer. Pendant la période préopératoire, Z ne manifeste aucun signe de compatibilité avec les autres, il ne sourit pas et il ne pleure que s'il a faim. Il ne reconnaît pas sa mère, se dirige vers tout le monde. Il est très souvent menacé par des vomissements et régresse sur le plan psychomoteur. Il marche à deux ans, c'est un enfant agité, turbulent, qui cherche à tout prendre sur son passage, il n'a pas besoin d'ami pour jouer. Vers l'âge de 3 ans Z est hospitalisé pour des maux gastriques et vomissements répétitifs. Z n'obéit à aucune consigne, il est très rapide dans ses actions, ne se laisse pas distraire par les stimuli qui l'entourent, mais ne se concentre pas sur des activités qui lui sont proposées. Il n'aime pas jouer avec les autres, n'aime pas le toucher. À 6 ans, il est inscrit à l'école, sa maitresse constate qu'il ne reste pas tranquille, ne veut rien faire, quand il commence une activité, il ne parvient pas à tenir pour quelques minutes, bien qu'il ait quelques difficultés de compréhension. Il se lève souvent en classe et cherche toujours à s'enfuir. Il ne parvient pas à faire ses devoirs de classe, il est souvent aidé ou il fait à contre cœur les tâches qui nécessitent une réflexion. À 7 ans, il est exclu de l'école pour comportements inadaptés. Sa mère va consulter un pédiatre qui lui prescrit une IRM. Les résultats présentent une lésion cérébrale au niveau de lobe frontal et du côté de l'hémisphère gauche, ce qui pourrait entraîner ses explosions motrices, et l'absence de langage.

5.5.2. L'entretien clinique

Nous avons opté pour l'entretien semi-directif car il a permis aux sujets ou à celui qui l'accompagne (les parents de nos patients), de faciliter l'expression propre, d'obtenir plus d'informations possibles sur l'anamnèse de nos patients et sur leur environnement familial. Cet entretien a favorisé le repérage des points sensibles et la possibilité de relancer avec toute la conservation sur ces aspects qui nous apporteront plus d'éclairage.

5.5.3. Le bilan psychomoteur

Tout comme l'entretien, il existe trois types de bilan en psychomotricité à savoir :

- Le bilan dirigé
- Le bilan d'observation ;
- Le bilan semi-dirigé.

Compte tenu de l'âge de chacun de nos deux patients et aussi du fait qu'ils n'ont pas les mêmes compétences, nous avons opté pour un bilan semi–dirigé pour les deux cas qui ont respectivement 7 ans et 8 ans.

Nous avons travaillé avec des enfants hyperactifs inscrits dans un centre de rééducation de la ville de Douala, âgés respectivement de 7 ans et 8 ans, et ayant un TDA/H (trouble du déficit de l'attention avec ou sans hyperactivité).

5.6. Étude des cas et évolution des prises en charge

5.6.1. Le cas O

- **Description d'une séance type**

O arrive au centre ce matin à 8H00 dans le cadre de la passation d'un bilan psychomoteur ; c'est un garçon bien vêtu, très agité et très distrait, il touche à tout dans le bureau, renversant tout ce qu'il voit sur son passage. Le début de la séance est marqué par un rituel : enlever ses chaussures pour monter sur le tapis et se dire bonjour. Je propose à O de créer une petite chorégraphie sur une musique de son choix. Tour à tour, chacun propose un évènement, créant ainsi un enchaînement simple, une chorégraphie mémorisée, qui s'étoffe de plus en plus soit côte à côte, soit devant le miroir. Ensuite nous verbalisons l'expression faciale pour voir s'il est content ou pas, et nous lui demandons d'expliquer le geste qu'il propose (partie du corps, direction …). Nous répétons plusieurs fois cette chorégraphie, pour ensuite tenter de l'intégrer dans un parcours psychomoteur, nous installons un parcours avec les différents éléments choisis par O (la chaise, la table, le ballon, la natte, le banc etc.). Les mouvements chorégraphiques sont ensuite adaptés en fonction des contraintes du parcours. Montez sur la chaise, passer sous la table, jouer les équilibres sur le banc. C'est à O de trouver les moyens d'adapter son corps et le geste, au nouvel espace proposé. Après avoir effectué plusieurs fois le trajet, nous prenons un moment pour discuter. Assis chacun dans un sceau pour matérialiser un espace précis, afin de le contenir, O peut expliquer ses difficultés et son plaisir à se mouvoir. Enfin la séance se conclut par un temps de détente, de calme pour être à l'écoute de ses ressentis corporels. Allongé sur la natte même comme il ne parvient pas à y rester, O peut, s'il le souhaite, être dans une couverture. Je continue à l'accompagner à l'aide du toucher, dans ce temps de relaxation. L'étirement marque la fin de la séance, on prend un temps avec O pour échanger sur ses ressentis, au cours de cette détente, son expression faciale montre qu'il se sent bien et qu'il est content de cette détente. Après la séance, nous nous saluons après avoir remis les chaussures et nous raccompagnons O dans la salle d'attente.

➢ **Bilan psychomoteur**

Le bilan est réalisé pendant trois jours après l'entretien, de 9h à 10h. O va dans tous les sens, ne tient pas sur place. Lorsqu'il est contraint ou grondé il pousse des cris, et semble ne pas comprendre la consigne.

➢ **Le tonus**

- **tonus de fond** : le ballant et l'extensibilité, montre chez O une légère résistance dans le mouvement, ce qui marque un versant tonique anormal.
- **tonus d'action** : à l'épreuve des bras tendus, on observe une légère raideur au niveau des bras lors de l'abaissement des membres, notons aussi une certaine rapidité dans l'exécution du mouvement chez ce dernier. À l'épreuve des marionnettes nous avons constaté chez O une difficulté dans le respect de la consigne, une exécution rapide du mouvement suivi des arrêts brusques et de l'abandon de l'activité, on observe une distraction totale pendant l'exécution de l'épreuve, notons que pendant celle-ci, O bouge tout son corps, ne parvient pas à rester sur place et quand il exécute un geste, c'est tout le corps qui fait le mouvement. Nous avons aussi constaté, une raideur dans la vitesse lors de l'encorbeillement.

- **tonus postural** : lors de l'épreuve de la poussée, malgré la difficulté à maintenir une bonne posture, on observe un léger décalage du pied gauche vers l'arrière.
- **tonus émotionnel** : on observe lors du test d'immobilité une difficulté à fermer les yeux, à se concentrer, cette difficulté est due à la peur de O, on observe aussi quelques réactions de prestances et les présences des syncinésies.

➢ **Coordination**

- **Coordinations dynamiques générales** : lors de l'épreuve de la marche on observe le balancement des bras qui sont parallèles au corps et parallèlement au déplacement des pieds, polygone de sustentation très large. Lors de la course, on observe une rapidité dans l'exécution du mouvement. Lors du saut on observe un atterrissage à deux pieds débout. On constate les mouvements des épaules qui sont rythmés avec celui des pieds et des mains.
- **Coordinations statiques :** il sait adopter les différentes postures, assise, à quatre pattes, chevaliers servants, se lève tout seul, marche, saute, court.
- **Coordinations fines :** à l'épreuve digitale de Rey, O malgré la difficulté à se positionner, à rester calme, a réussi à lever juste le doigt de l'index et le pouce ; notons qu'il ne comprenait pas bien la consigne.
- **Au test d'ozerreski** : l'enfant a pu couper quelques papiers, mais n'a pas respecté la forme.
- **Coordinations faciales** : au test de kwint, l'enfant ne parvient pas à exécuter les trois consignes demandées : gonfler les joues, fermer un œil, lever un sourcil. En plus, il ne parvient pas à maintenir un œil fermé, il a tendance à vouloir ouvrir les deux yeux au même moment. C'est une étape difficile à réaliser pour lui.

- **coordinations oculo-manuelles :** au test de Marthe vyle, l'enfant trace le cercle sans regarder la direction de son doigt, il le fait en regardant au sol, il est concentré à autre chose que ce qu'on lui demande de faire.
- **coordinations larges :** à l'épreuve doigt/nez l'enfant essaye de toucher son nez les deux premières fois, puis le doigt ne va plus en direction du nez, ensuite continu à exercer le même geste sous forme de jeu, sans prêter attention à la direction de son doigt, son regard étant désorienté, vers une image sur le mur et sur le plafond.
- **dissociations** : à l'épreuve de la marche frappée, l'enfant sautillait seulement, il ne parvenait pas à exécuter correctement ou à le faire selon les consignes données ; nous avons essayé de l'orienter et au deuxième essai, il a pu faire plusieurs mouvements convenables.

➢ **Schéma corporel**

Épreuve de Piaget Head : lorsqu'on touche chaque partie de son corps, il reconnaît quelques-unes, celles qui sont les plus investies par lui-même, il a pu reconnaître sa bouche, sa tête, ses pieds, et son ventre. O était inattentif et agité tout le long de l'épreuve. Au niveau du dessin du bonhomme O parvient à dessiner sa tête. Sur l'image, on voit apparaître ses yeux, son nez, sa bouche et les oreilles.

➢ **Image du corps**

Au test du bonhomme, nous avons, sous forme de puzzle, demandé à O de reconstituer ce jouet et observé que O faisait appel à sa mémoire. Il était très attentif, car il fallait trouver l'espace convenable pour chaque partie. Nous avons pu observer une légère concentration chez O et une fois qu'il rencontre une difficulté, il se concentre sur une autre chose, ou commence à faire du bruit.

- **Latéralité**

Latéralité gestuelle : la main dominante est la main droite car lors de l'exécution de certains gestes à savoir main sur la tête, l'une sur l'autre, main en arrière, c'est la main droite qui domine.

La latéralité d'utilisation : O utilise la main droite pour écrire, pour faire les exercices de coloriages, pour prendre un objet, pour faire une demande. Ceci a été observé lors du test de la visée qui utilisait la main droite pour arrêter l'objet.

- **Espace**

Au test de l'épreuve de voyage, nous avons observé chez O une désorientation ; il n'a pas respecté la consigne et se dirigeait vers un endroit autre que celui demandé. Notons que nous avons effectué ce test pour la deuxième fois. Nous avons initié la verbalisation en lui montrant désormais les personnes à qui il devait donner l'objet, et au même moment chacune d'entre nous l'appelait dans sa direction, lorsqu'il essayait de se désorienter. Nous avons observé que O suivait la direction d'où il était appelé, parfois en cours de chemin, il s'arrêtait, une fois qu'il entend l'appel de son nom et se remet en route. Nous avons noté quelques signes d'inattention, une difficulté à se concentrer sur ce qu'il fait.

- **Temps**

Au niveau du temps nous avons observé que O connait les jours de la semaine, mais ceci à travers le chant, il ne connaît pas lire l'heure, il connaît l'heure du retour, l'heure du goûter. En ce qui concerne le rythme, il mange lentement, ensuite oublie qu'il était en train de manger, rappelé à l'ordre, il continue, quelques temps plus tard il se désintéresse du goûter, il porte plutôt son attention sur autre chose. Quand il veut exécuter une tâche, il le fait rapidement, sans arrêt, quand il rencontre un obstacle il abandonne.

- **Mémoire**

Lors de l'épreuve de jeu de marché, O a pu retenir deux noms d'objets sur les dix présentés, certains objets qu'il avait l'habitude de voir, et de manipuler et avec des prononciations difficiles.

- **Comportement**

Nous pouvons dire que la prise de contact avec O n'a pas été facile, étant donné qu'il s'agit d'un enfant non scolarisé, nous avons remarqué une angoisse ; ce qui l'entraînait à être de plus en plus turbulent. Mais au fur et à mesure que les jours passaient, il nous faisait de plus en plus confiance, vu que la plupart de séance se passait à la pause de midi, avec les intempéries et la fatigue de la journée. Nous avons noté qu'il ne maîtrise pas les distances, se déplace rapidement en courant et en marchant si l'on l'impose. Il réagit à l'appel de son nom en regardant la direction de la voix, exécute une consigne : aller à la poubelle, au pot, en salle de classe. Il a une très bonne attitude face aux objets ; il peut les regarder, les manipuler, les explorer et chercher parfois à les conserver pendant longtemps, voire pour quelques minutes. Parfois, il manifeste l'envie de rester avec son objet. Les capacités de la communication sont bonnes, il aime communiquer, avec les gestes et les paroles, il utilise plus les gestes à travers son regard, son sourire, sa douleur, ses pleurs; on observe également des réactions faces aux moments de plaisirs et déplaisirs. Au second contact O va vers les autres enfants, joue avec eux, pique leur goûter, revendique ce qui leur appartient. Au niveau de la sociabilité, O sourit, reconnaît ses amis, ses encadreurs, le nom de ses amis les plus proches de lui et les plus simples.

Conclusion

O est un enfant qui a de très bonnes capacités motrices et intellectuelles, car il apprend par imitation. On note cependant des difficultés émotionnelles et un tableau clinique dominé par des signes de l'instabilité psychomotrice. Au vu de ce qui précède, un accompagnement clinique et une prise en charge psychomotrice lui seront nécessaires pour sa canalisation. Il pourra également suivre une rééducation orthophonique si son trouble de langage persiste.

➢ **Projet thérapeutique**

O est pris en charge au centre de rééducation « la petite enfance de Logpom trois fois par semaines : le lundi, le mercredi et le vendredi de 12h à 13h, pour une durée d'une heure. L'espace contenant qui lui est offert lui sert de garant pour qu'il s'exprime corporellement.

À court-terme, un travail sera axé sur la somatognosie, pour lui permettre d'identifier les différentes parties de son corps et leurs localisations corporelles. Ses maladresses, ou ses troubles d'attention peuvent témoigner d'une problématique autour d'un corps non perçu. En effet, à travers les jeux ludiques, jeux de cache-cache, l'enveloppement et la présence contenante du clinicien, il pourra trouver des repères, pour exprimer son corps et ainsi rétablir une harmonie psychocorporelle. Le travail sera axé dans un second temps autour de la perception corporelle et de l'organisation spatiale liée au corps.

À moyen terme, le clinicien lui sera utile pour expérimenter son espace. Son corps sera alors mis en jeu dans cette exploration et dans le rapport à l'autre. Les interactions pourront s'établir autour des jeux d'expressions corporels comme le parcours psychomoteur, les jeux de lancer, de football. Il s'agit de mettre en action le corps dans sa globalité, pour ensuite passer aux mouvements plus fins, qui demandent un certain niveau d'élaboration et d'attention.

À long terme, suite à ce réinvestissement corporel, on pourra améliorer la compréhension et l'expression non-verbale, la focalisation de l'attention, le temps de compréhension de la consigne à travers les jeux d'expressions, de danses, moteurs et de rôles. Pour O, il s'agira de mettre en avant ses capacités, ce qui lui permettra de se situer comme une personne particulière et d'y trouver sa singularité

- **Évolution de la prise en charge**

Nous avons effectué plusieurs séances avec le cas O. nous allons juste dans cette partie, nous consacrer à l'évolution de O et revenir sur la synthèse de quelques séances particulières.

Séance (1-6) avec O

À l'accueil, O résiste à notre invitation, mais finit par céder. Nous allons dans la salle de prise en charge, prendre les nattes, et les installer. Puis le rituel commence : enlever les chaussures, s'asseoir sur la natte face à face. Nous avons commencé avec l'éveil corporel à travers les chants et la danse, tout en touchant toutes les parties de son corps. Ensuite, on cherche les différents puzzles et les lui présente. Au contact, il contemple quelques instants ses différents jouets, après plusieurs essais, il réussit par comprendre la consigne et à l'exécuter rapidement. Il réussit à faire les puzzles semblables sans avoir besoin de guide, pendant l'activité O est très calme. Vers la fin de l'activité O construit, détruit et reconstruit tout seul. Quand il réussit à le faire, nous accompagnons sa réussite de bravo et de gros bisou, afin de l'encourager d'aller de l'avant. Après avoir répété plusieurs jeux de puzzles différents, nous allons ranger les jouets. Enfin, la séance se conclut par un temps de détente, de calme pour être à l'écoute de ses ressentis corporels, nous l'allongeons sur une natte, et l'enchainons avec le jeu de l'ours, nous tournons autour de lui en le tapotant, le massant en verbalisant durant ce temps de relaxation. L'étirement marque la fin de la séance, nous nous disons au revoir, après avoir remis les chaussures, nous le raccompagnons à la grande salle pour la suite de la journée.

Séance N° (7-12) avec O

La séance commence, par un rituel comme d'habitude : enlever les chaussures, chercher les nattes, monter sur le tapis. Ensuite nous verbalisons, je l'invite à taper les mains en chantant, restant assis face à face, je l'invite à se lever, nous chantons ensemble tout en tapant les mains. Je l'attire vers moi, nous dansons ensemble corps à corps pendant 20 min, en explorant toute les parties de son corps. Ensuite nous allons chercher le matériel, pour installer le parcours moteur. Il s'agissait, des oreillers, des cailloux blancs, des chaises, des tables, des roues, et des pouffes. L'enfant était appelé à marcher, à sauter, à grimper et à ajuster son corps, pour traverser tous ces obstacles sur son chemin, ce qui lui permettait de développer ses fonctions sensorielles, tout en augmentant ses capacités motrices. En marchant, en courant, en sautant, en grimpant, en rampant, en roulant, il parvient à stimuler les interactions entre l'environnement et son corps, et participe à l'unification de ce dernier. Pendant les premiers essais, O ne parvenait pas à parcourir certaines étapes, il marchait sur l'oreiller, sur les cailloux, s'échappait directement, car la sensation était nouvelle. Arrivé sur la table, il voulait la contourner. Nous l'aidions à s'accroupir, puis à se baisser et enfin à ramper, pour passer sous la table, ce fut étrange pour lui, car une fois passé, il se retourna et regarda ce qu'il venait de faire. Je l'interrompais et je le guidais à se baisser pour y passer, il effectuait le trajet cinq fois, puis on arrêtait. Assis sur la natte, on échangeait, je constatais qu'il caressait ses bras, touchait la plante de pied, puis je l'accompagnais en le relaxant un peu. Enfin, la séance se conclut par un temps de détente, de calme pour être à l'écoute de ses ressentis corporels. Pour ce faire, nous l'allongions sur une natte, et commencions avec le jeu de l'ours, nous tournions autour de lui en le tapotant, le massant, en verbalisant durant ce temps de relaxation. L'étirement marque la fin de séance, après avoir remis les chaussures, nous le raccompagnions à la grande salle pour la suite de la journée, tout en se disant au revoir.

Séance N° (13-18) avec O

La séance commence par un rituel : enlever les chaussures, monter sur une natte, puis taper les mains en chantant. Malgré sa distraction, il nous accompagnait par des gestes cadencés au rythme du chant. Quelque fois il s'arrêtait, se concentrait sur une image ou sur un objet de couleur. Nous l'appelions aussitôt afin qu'il ne s'oublie pas. Il continuait de taper les mains ; on ressentait de la joie dans ses gestes. Pendant ce temps, nous le tenions par la main et dansions ensemble, tout en sautant et allant à son rythme. Il souriait, gesticulait et il était de notre devoir de le féliciter par la suite. Après le chant, nous l'invitions à installer le parcours moteur, ce qui ne fut pas facile, à chaque fois qu'il portait un objet, il le contemplait et s'y attachait profondément. Rappelé à l'ordre, il courait rapidement, le déposer, ni sur le rang des objets alignés, ni sur la natte. Parfois, il le jetait et cherchait à s'enfuir. À cet instant nous l'interrompions et l'ordonnions de reprendre l'objet déposé. Nous avons mis les cailloux blancs dans le sac afin de stimuler la voute plantaire. Ensuite, nous avons mis des graines du sable, légèrement dans le second sac et dans le troisième nous y avons déposé les pierres. Le jeu consistait à la suite des autres parcours de marcher, courir, sauter afin d'avoir différentes sensations des différents organes de sens. L'objectif était d'amener l'enfant à suivre un chemin précis, à porter son attention à ce qu'il faisait, afin de ressentir les sensations corporelles. Après plusieurs passages, l'enfant était très content et ne voulait plus arrêter le jeu. Nous le tenions par les épaules, faisant quelques pas avec lui, nous lui promettions d'y revenir la fois prochaine. L'enfant qui avait le visage crispé, le détachait au fur et à mesure, qu'on le rassurait.

Séance N° (19-24) avec O

Cette séance se déroule au stade, en groupe, le vendredi qui est un jour dédié aux activités sportives. Nous commencions par l'échauffement et des tours de stade, pour éveiller les enfants. À la vue de la balle, O accourt. Lorsqu'il la saisit, il la lance sans direction, puis manifeste sa joie en sautant sur place, nous l'encourageons avec des acclamations et des bisous, ce qui l'intéresse. O aime la motivation lorsqu'il réussit à une épreuve ; il se réjouit de ses efforts et manifeste sa joie en bougeant son corps ; ce qui ne se faisait pas ressentir avant la prise en charge. Après plusieurs essais de lancer sans orientation, nous essayions de diriger son geste. Nous placions un grand récipient au centre du stade. Nous lui demandions de jeter la balle dans le récipient, il était placé à une distance minimale du récipient. Au premier essai, il déposa la balle dans le récipient et ne parvenait pas à faire la différence entre lancer et déposer. Nous reprenions l'essai tout en ajustant sa posture en nous plaçant derrière lui, afin de mettre nos deux mains sur ses coudes, en verbalisation : « vas-y, tu peux, tu y es presque ». En fait, il était question de le rassurer et de l'aider à exécuter facilement le geste. Après plusieurs essais, O pouvait bien effectuer sans problèmes. La réussite de l'exercice et les applaudissements le rendaient très heureux. Nous étions aussi heureux de l'accompagner dans sa joie. Chaque fois que O tenait la balle dans sa main, il allait la jeter dans le récipient, et on l'encourageait. La peur avait donc disparu, il pouvait répéter autant de fois que possible. C'était devenu un réflexe pour O de lancer les objets qu'il trouvait à sa portée.

Séance N° (25-30) avec O

Cette séance s'est déroulée au stade à travers l'échauffement des enfants. Il était question d'orienter leurs mouvements de façon circulaire. Nous nous placions autour des quatre coins du stade pour orienter les enfants qui changeaient de direction, s'égaraient ou s'arrêtaient en chemin. Nous suivions O du regard et une fois qu'il s'arrêtait, nous l'interpellions de nouveau afin qu'il termine sa course. Après cette séance d'éveil, nous commencions avec le jeu de football qui était aimé de tous. O jonglait le ballon paisiblement et lorsqu'il se rendait compte que personne ne s'intéressait à lui, il allait se concentrer à cueillir les fleurs. Nous étions toujours là pour l'encourager à continuer l'exercice sans se fatiguer. On remarquait aussi que O se calmait petit à petit, car pour exercer un tir de balle, il fallait se concentrer, et au fur et à mesure qu'il durait avec le ballon, il pouvait retrouver son équilibre. Voyant ce nouveau geste venant de O, tout le monde l'encourageait en disant : « bravo O, bravo, c'est super, c'est génial ». Il pouvait en ce moment exulter de joie tout en bougeant son corps. Durant toute cette activité O était devenu différent, le nombre de fois qu'on interpellait se réduisait progressivement. Nous avions apprécié son évolution car durant ce temps, O ne pouvait plus perdre de vue le ballon. Après plusieurs échanges, la partie était terminée. La Distraction était réduite, mais l'impulsivité restait encore à gérer.

Séance N° (31-36) avec O

Nous commencions par l'éveil corporel qui consistait à toucher les différentes parties du corps. Nous nous arrêtions un instant et lui demandions de toucher aussi quelques parties de son corps, à savoir, sa tête, son nez, ses yeux, et sa bouche. O reconnaissait déjà certaines parties. Le schéma corporel venait d'être travaillé et O commençait à se découvrir, se maîtriser à se connaître progressivement. Ensuite, nous présentions à O, un dessin du bonhomme en lui demandant de le colorier. L'objectif ici était de l'amener à reconnaître et identifier les différentes parties avant de les colorier. Puis nous insistions en demandant à O de nous montrer sa tête et de la toucher. Il parvenait cette fois à réussir l'exercice. Nos multiples félicitations lui faisaient beaucoup de bien. Nous pouvions bien faire des observations à travers sa façon de bouger le corps. Lorsque nous lui demandions de colorier uniquement la tête, il le faisait, mais on remarquait quelques fois, une lassitude dans le geste, une fois rappelé à l'ordre, il s'exécutait sans grande difficulté. Cependant, sur une surface précise, il ne parvenait plus à tout colorier uniquement l'espace prévu pour la tête, à moins qu'on ne le guide. Parfois, on pouvait noter l'apparition des syncinésies lors du coloriage.

5.6.2. Le cas Z

Z arrive au centre ce matin à 8h00 dans le cadre de la passation d'un bilan psychomoteur, c'est un garçon bien vêtu, très distrait, touchant à tout ce qui se trouve sur son passage. Il est accompagné ce jour par la ménagère.

- **Bilan psychomoteur**

Le bilan est réalisé pendant trois jours après l'entretien, de 9h à 10h. Z est très agité, sans cesse en mouvement, ne tient pas sur place, lorsqu'il est assis, il tourne sur la chaise.

- **Le tonus**

- **tonus de fond** : le ballant et l'extensibilité montre chez Z une résistance dans le mouvement.
- **tonus d'action** : à l'épreuve des bras tendus, on observe une légère raideur au niveau des bras lors de l'abaissement des membres, notons aussi une certaine fatigabilité dans l'exécution du mouvement chez ce dernier. À l'épreuve des marionnettes nous avons constaté chez Z, une difficulté dans la réalisation de cette épreuve, à cause de sa distractivité et de la difficulté à comprendre le français. Notons aussi que Z ne sait pas imiter les actions pendant l'épreuve. Il cherche plutôt à s'enfuir, car il ne parvient pas à rester sur place.
- **tonus postural** : lors de l'épreuve de la poussée, malgré la difficulté à obtenir une bonne posture, on observe un léger décalage du pied gauche vers l'arrière, au deuxième essai c'est plutôt le pied droit.
- **tonus émotionnel** : lors du test d'immobilité, Z a une difficulté à fermer les yeux et à se concentrer. Cette difficulté est due à la peur que manifeste Z. On observe aussi quelques réactions de prestances et la présence des syncinésies.

- **Coordination**

- **coordinations dynamiques générales** : lors de l'épreuve de la marche, on observe le balancement des bras qui sont parallèles aux corps et parallèlement au déplacement des pieds avec un polygone de sustentation très large. Lors de la course, on observe une attaque du bras gauche et parfois du pied droit, une rapidité dans l'exécution du mouvement. Lors du saut, on observe un saut à cloche pieds, un atterrissage débout. On constate que les mouvements des épaules sont rythmés avec ceux des pieds et des mains. On note aussi de grandes difficultés praxiques car Z ne parvient pas à arrêter le ballon.

- **coordinations statiques** : les différentes postures : assise, à quatre pattes, chevaliers servants, se lever tout seul, marcher, sauter, courir, ramper sont acquises.
- **coordinations fines :** à l'épreuve digitale de Rey Z reste calme, malgré la difficulté posturale. Il lève tous les doigts au même moment, sans bien comprendre la consigne. Au test d'ozerreski, l'enfant n'a pas pu couper quelque papier et ne parvenait même pas à tenir le ciseau pour longtemps. On note donc des difficultés de préhension et de praxies.
- **coordinations faciales :** Au test de kwint Z ne parvient pas à exécuter les trois consignes demandées : gonfler les joues, fermer un œil, lever un sourcil. Cependant, il ne parvient pas à maintenir un œil fermé, il a tendance à vouloir ouvrir les deux yeux au même moment. C'est une étape difficile à réaliser pour lui.
- **coordinations oculo-manuelles** : au test de Marthe vyle, l'enfant trace le cercle en regardant la direction du pompé, notons qu'au niveau de ce test, nous avons enfilé du fil sur le pompé et nous lui avons demandé de le faire tourner, il le faisait en l'observant lorsqu'il s'envolait et en tournant sur lui-même tout en suivant du regard le pompé. Il était tellement ébloui par ce pompé qu'il ne voulût plus arrêter le jeu. Il pouvait en ce moment sauter, sourire sans perdre l'objet de regard.
- **coordinations larges :** à l'épreuve doigt-nez, Z essaye de toucher son nez les deux premières fois, puis le doigt ne va plus en direction du nez. Ensuite, il continue à exercer le même geste sous forme de jeu, sans prêter attention à la direction de son doigt, son regard étant orienté vers le ciel.

- **dissociations :** à l'épreuve de marche frappée, l'enfant sautille seulement. Il ne parvenait pas à exécuter correctement la consigne. Nous avons essayé de l'orienter et au deuxième essai il a fait un trottinement de pied.

➢ **Schéma corporel**

Épreuve de Piaget Head : lorsqu'on touche chaque partie de son corps, il ne reconnaît aucune d'entre elles, mais il réussit, au test du bonhomme à reconstituer ses parties disloquées.

➢ **Image du corps**

Le test du bonhomme a été monté sous forme de puzzle. Nous avons demandé à Z de reconstituer ce jouet. L'observation a montré que Z faisait appel à sa mémoire et était très attentif, car il fallait trouver l'espace convenable à chaque partie. Nous avons pu observer une légère concentration chez Z et une fois qu'il rencontrait une difficulté, il se recentrait sur une autre chose, ou se mettait à faire du bruit.

➢ **Latéralité**

Les différentes épreuves présentent chez Z, une latéralité non affirmée, car il utilise les deux mains pour exécuter les consignes, ramasser les objets ; utilise tantôt la main gauche, tantôt la main droite sans préférence. Lors des exercices de coloriages, il colorie avec les deux mains. Lorsque l'une se fatigue, il se réfère à l'autre et continue l'exercice.

➢ **Graphomotricité**

La pince est palmaire. Z est capable de gribouiller, mais on observe trop de pression sur la feuille. Par contre, au bilan graphomoteur de Soubiran, on observe un manque d'attention et de concentration ; il est incapable de reproduire les signes pré-scripturaux à l'endroit.

- **Espace**

Au test de l'épreuve de voyage, nous avons observé chez Z une désorientation ; il n'a pas respecté la consigne. Il s'est dirigé vers un endroit autre que celui demandé. Notons que nous avons effectué ce test pour la deuxième fois. Nous l'avons guidé par la suite en l'appelant, puisque nous étions plusieurs thérapeutes à effectuer ce test ; chacun d'entre nous était sur un repère. Nous avons initié la verbalisation en lui montrant désormais les personnes à qui il devait donner l'objet, et au même moment chacun d'entre nous l'appelait dans sa direction précise lorsqu'il essayait de se désorienter. Nous avons observé que Z suivait la direction dans laquelle il était appelé. Parfois en cours de chemin, il s'arrêtait une fois qu'il entend l'appel de son nom et se remet en route. Nous avons noté quelques signes d'inattention, une difficulté à se concentrer sur ce qu'il fait. Bref, Z n'a pas un bon investissement de son espace.

- **Temps**

Au test de tempo spontané, l'enfant est très rapide dans l'exécution de son mouvement. On constate qu'il ne porte pas son attention sur ce qu'il est en train de faire. Il ne regarde pas ce qu'il frappe, il est dispersé à tout moment par les objets qui l'entourent. On peut dire qu'il n'a pas une bonne capacité d'appréhension perceptive. Z ne connaît pas les jours de la semaine, mais à travers le chant, il connaît l'heure du retour et l'heure du goûter. En ce qui concerne le rythme, il mange rapidement.

- **Attention** :

Le test de Stroop n'est pas réussi, à cause de la non maîtrise des consignes, eu égard à sa distraction. On note également une tendance à changer fréquemment d'activité lors de la passation du bilan. Au test d'appariement d'image, l'enfant est très captivé par les images et veut toucher à tout, ne parvient pas à détacher son regard d'une image. Pour les images qu'il réussit à reconnaître, il les pointe du doigt en manifestant sa joie. Sachant qu'il est distrait, nous lui répétons la consigne, c'est alors d'un geste saccadé, qu'il pointe du doigt l'image. Il a pu le faire en 3 min environ. À la présentation des planches, il pointe de manière instinctive une copie qui n'est pas la bonne réponse et tout ce qu'il fait se passe dans une agitation incontrôlable. Une fois calme nous lui demandons de faire le choix. Après quelques secondes de concentration, il regarde chaque image et pointe la bonne. Nous avons remarqué que l'enfant est intelligent, mais seulement son inattention, ses agitations et son impulsivité l'amènent à réagir de manière instinctive

- **Comportement**

La prise de contact avec Z n'a pas été facile, nous avons remarqué des réactions anxiogènes, ce qui l'entraînait à être de plus en plus turbulent, mais au fur et à mesure que les jours passaient, il nous faisait de plus en plus confiance, vu que la plupart de séances se déroulaient à la pause de midi, avec les intempéries et la fatigue de la journée. Ne maîtrisant pas les distances, il se déplaçait rapidement en courant, en ne marchant que si l'on le lui impose. Il n'arrivait pas à réagir à l'appel de son nom et à exécuter quelques consignes : aller à la poubelle, au pot, en classe. Mais il a présenté de bonnes attitudes face aux objets. Les capacités de la communication sont bonnes, il aime communiquer avec des gestes et les utiliser à travers son regard, son sourire, sa douleur, ses pleurs. On a également observé des réactions face aux moments de plaisirs et de déplaisirs. Sur le plan de la sociabilité Z va vers les autres enfants et joue avec eux sans garder le sourire.

Conclusion

Z est un enfant qui a de très bonnes capacités motrices. On note cependant des difficultés émotionnelles et un tableau clinique dominé par des signes de l'instabilité psychomotrice. Au vu de ce qui précède, un accompagnement clinique et une prise en charge psychomotrice lui seront nécessaires pour sa canalisation.

➢ **Projet thérapeutique**

Z a été pris en charge au centre de rééducation de « **la petite enfance** » de Douala trois fois par semaine : le Lundi, Mercredi et le vendredi pendant une heure en séance individuelle. L'espace contenant qui a été offert lui a servi de garant pour qu'il puisse s'exprimer corporellement. Dans un premier temps, un travail sur la concentration et l'attention a été effectué. En effet à travers les jeux de cache-cache, de balle et le jeu de l'ours, Z a pu progressivement augmenter son temps de concentration et se canaliser. Ensuite, à travers des jeux tels que le parcours psychomoteur et le football, il a été question pour Z de s'engager corporellement dans l'action, pour affirmer son schéma corporel et la relation avec autrui. Enfin, compte tenu de ses progrès, Z a pu partager des activités avec des pairs (jeux de compétition) et où il était question de mettre son savoir en tant qu'individu à part entière.

Séance (1-6) avec Z

À l'accueil, Z résiste à notre invitation, en manifestant une gêne. Nous allions dans la salle de prise en charge, prendre les nattes, pour les installer. Le rituel commence : enlever les chaussures, s'asseoir sur la natte face à face. Nous avons débuté avec l'éveil corporel qui consistait à chanter et danser ensemble en touchant toutes les parties de son corps. Malgré son refus excessif dès le départ, il finit par se laisser toucher après plusieurs essais. On a cherché les différents puzzles pour les lui présenter. Au contact, il contemplait pendant quelques instants ces différents jouets et après plusieurs essais, il parvenait à faire les activités les plus simples ; celles qui nécessitaient une grande réflexion il abandonnait. Il a réussi à faire les puzzles semblables sans avoir besoin de guide. Pendant l'activité, Z restait très calme mais parfois agité quand il rencontrait des difficultés. Vers la fin de l'activité, il n'aimait pas détruire ce qu'il avait construit, il préférait les conserver. Quand il réussissait à le faire, nous accompagnions la réussite de bravos et de gros bisous, afin de l'encourager d'aller de l'avant. Après avoir répété plusieurs jeux de puzzles différents, nous allions ranger les jouets. La séance se concluait par un temps de détente, de calme pour être à l'écoute de ses ressentis corporels, nous l'allongions sur une natte, et commencions avec le jeu de l'ours, nous tournions autour de lui en le tapotant, en le massant, en verbalisant durant ce temps de relaxation. L'étirement marque la fin de séance, après avoir remis les chaussures, nous le raccompagnons à la grande salle pour la suite de la journée, tout en nous disant au revoir.

Séance n° (7-12) avec Z

Z se dirige vers le magasin pour prendre la natte et s'installer au sol. Pendant qu'il le fait il saute. Nous nous asseyons face à face pour l'animation. Nous entonnons une chanson ; cette fois, il nous regarde activement et commence à faire de même. Nous étions très contents de voir cette évolution. Mais Z ne parvenait plus à orienter son attention vers nous, il voulait toucher tout ce qui était près de lui. Pendant les séances, nous avons éloigné tout ce qui pouvait le distraire. Le nouveau jeu consistait à lui montrer plusieurs cachettes à découvrir : sous la table, derrière la porte, etc. Z choisit de se cacher derrière la porte, mais n'y resta pas pour longtemps, juste pour quelques secondes. Enfin, la séance se conclut par un temps de détente, de calme pour être à l'écoute de ses ressentis corporels, nous l'allongions sur une natte, et commencions avec le jeu de l'ours, nous tournions autour de lui en le tapotant, en le massant, en verbalisant durant ce temps de relaxation. L'étirement marque la fin de séance, après avoir remis les chaussures, nous le raccompagnions à la grande salle pour la suite de la journée, tout en nous disant au revoir.

Séance N° (13-18) avec Z

Cette séance thérapeutique est réalisée à l'extérieur du centre, lors d'une sortie éducative, en groupe. Cette fois, le rituel fut différent, à cause du lieu de prise en charge. Nous nous rapprochions de Z, lui faisant part du changement de lieu de prise en charge. Pendant la traversée du parcours psychomoteur, il s'agrippait fortement sur nous, sous l'effet du bruit d'un engin lourd de passage. Il avait pris peur et restait agrippé sur nous. Nous l'enveloppions dans nos bras, en verbalisant pour l'aider à traverser ce moment angoissant. Ensuite on continuait la balade. Chemin faisant, Z restait accroché à nous pour quelques instants, puis il s'échappait petit à petit, attiré par les fleurs surtout celles qui étaient de couleurs vives. Il restait les contempler au point de s'oublier. Z était captivé par les couleurs des objets et chaque fois qu'il en trouvait, il restait là 2 à 3 minutes pour les contempler. Nous conduisions Z vers un chemin d'obstacles qui contenait les pierres, des cailloux, des morceaux de parpaing, les flaques d'eau, les graviers, une surface plane, une montée, une descende. Le but consistait à l'observer marcher. La marche fut saccadée, car il voulait aller plus vite, courir, mais nous lui imposions le rythme et au fur et à mesure, il réajustait sa marche. Lors de la traversée des cailloux, en voulant aller plus vite, il se sentait déséquilibré. C'est pourquoi il fallait chercher à retrouver l'équilibre, étendre ses deux bras perpendiculairement à son corps, en position d'oiseau volant tout en regardant vers le sol pour réussir la traversée. Nous le suivions de très près, de peur qu'il ne se fasse mal. Il ne parvenait pas à esquiver certains obstacles, eu égard à son inattention et à son impulsivité.

Nous ne le lâchions pas des yeux, nous continuions à le suivre de près, en donnant un rythme à sa marche, en orientant ses mouvements, par la verbalisation et la tonalité de notre voix. Ceci nous permettait de le préparer à l'obstacle suivant. Au cours de la promenade, nous associons à Z un copain afin de juger sa capacité de coopération. Z ne se laissait pas faire, il entrainait son copain sur sa direction et à chaque fois qu'ils se trouvaient face à un obstacle, Z doublait les efforts pour entrainer son copain à son rythme. Quelque fois, Z alla au rythme de son copain qui, contrairement à lui était très lent. Ce qui aidait Z à rythmer ses mouvements, à réduire sa vitesse d'exécution, à retrouver la stabilité et la concentration. En multipliant plusieurs activités similaires et régulières, Z pouvait percevoir son corps dans sa relation avec autrui. Notons qu'à chaque difficulté, il avait tendance à lâcher le bras de son ami, pour s'échapper, mais à chaque effort ou découragement, nous continuions à l'encourager. En effet, cette relation corps à corps avec son copain, lui procurait du plaisir, il prêtait quelque fois attention à son ami, quand il était triste ou s'était fait mal, Z lui apportait de l'affection à travers certains gestes affectifs : déposer sa main sur la bouche, pour le calmer en signe de partage de sa douleur. Nous constations que Z était très émotionnel. Nous les prenions de dos, en les tapotant légèrement les épaules, pour les consoler et leur apporter notre affection.

Séance N° (19-24) avec Z

Cette séance se déroula au stade à un jour réservé aux activités sportives. Nous commencions par l'échauffement pour éveiller les enfants. À la vue de la balle, Z accourt. Lorsqu'il la prend il la lance sans direction et se met à sa poursuite. Tous les enfants l'acclament et Z est très content. Notons que Z était très habile dans les activités motrices ; après plusieurs essais de lancer sans orientation, nous essayions de diriger son geste. Nous placions un grand récipient, au centre du stade pour qu'il réussisse à y jeter la balle. Au premier essai, il déposa la balle dans le récipient et ne parvenait plus à faire la différence entre lancer et dépôt. En reprenant l'essai, nous nous placions derrière lui, afin de l'encourager en verbalisant. Z se mettait à une distance maximale du récipient et réussit tous ses lancers. Chaque fois qu'il était encouragé, il éprouvait du plaisir à le refaire. Une fois réussi, il était très content de ses efforts, et manifestait sa joie, ce qui était très difficile au départ pour lui, d'exprimer ses émotions. Quand il lançait dans le récipient, tout le monde l'acclamait, il se mit à rire, à crier, à sauter, et tournant sur lui ; nous le prenions dans nos bras, en l'embrassant et en l'accompagnant dans sa joie. Chaque fois que Z détenait la balle, il allait la jeter dans le récipient, et on l'encourageait, la peur avait disparu, il pouvait répéter autant de fois que possible.

Séance N° (31- 36) avec Z

Ce jour-là, nous étions arrivés au centre en retard et nous trouvons les enfants au stade tous déjà habillés en tenue de sport. Dès que Z nous a aperçu, il a disparu. Quelques minutes après, il revient nous tendre le ballon, très étonné et ne sachant pas quoi faire, nous supprimions l'éveil corporel, car nous avons constaté que tous les enfants s'intéressaient au ballon. Par contre, nous leur avions accordé quelques minutes pour qu'ils jouent ensemble. Z n'avait plus de doute, il poursuivait le ballon, portait son attention sur le jeu. Ensuite nous enchaînions avec la course, un jeu de compétition qui consistait à aller plus rapidement que son co-équipier pour gagner la partie. Nous guidions le mouvement de Z, en l'invitant à partir au coup de sifflet. À cet instant, il se levait et courait sans cesse, traversant la ligne d'arrivée. Pendant cette course, Z était contraint de ralentir sa vitesse, puisque son co-équipier, allait plus lentement que lui. Ceci montre une évolution dans la gestion du corps de Z. À chaque fois qu'il jouait, il devait s'épanouir et n'allait plus dans tous les sens. Il parvenait à comprendre la consigne, à patienter sur contrainte sans se plaindre, sans manifester une gêne, mais au contraire, il remuait son corps, en signe de joie. Notons que ces différents jeux mettent en exergue l'expression corporelle. Z a pu être attentif à travers les différentes activités ; il a pu se repérer et bien se retrouver. Une fois qu'il n'était plus attentif, il s'égarait et oubliait ce qu'il était en train de faire. Nous remarquions une évolution chez Z au fur et à mesure qu'il percevait son corps et son espace. Il pouvait donc davantage se découvrir et prendre le contrôle de son corps.

Conclusion des séances

Après toutes les séances passées avec O et Z pendant six mois de prise en charge, les évolutions ont été très positives. L'évolution de leur expression corporelle, de leur gestion de l'espace et du temps et de leur concentration, dans la mesure où ils ont réussi à se repérer dans les différents lieux de l'école, à identifier les différentes parties de leurs corps, à exécuter des tâches. Nous remarquons à travers le parcours moteur, le jeu de lancer de balle, le jeu de ballon, la course et la vitesse, O et Z ont pu se mouvoir, se découvrir, ce qui leur a permis de percevoir leur corps, afin de pouvoir le maîtriser.

Si on constatait au début chez O un manque de concentration et d'attention, une agressivité dans son agissement, une fatigabilité dans les exercices, on peut désormais observer un début de confiance à travers son expression corporelle qu'il manifeste. Ceci s'explique à travers la relation de contenance que nous avons établie dans toutes nos séances. Lorsque O s'intéressait au jeu, il devenait de plus en plus épanoui, son attitude changeait au fur et à mesure, qu'il interagissait avec ses pairs et qu'il se concentrait sur l'activité. Le jeu a permis de rehausser son estime de soi, car il jouait avec tout son corps ; l'activité physique et les expériences corporelles contribuent au développement moteur, sensoriel, affectif et intellectuel de la personne qui les exécute.

Cette pratique nous a permis de nous rendre compte que chaque appréciation pendant les séances, lui permettait de valoriser sa personnalité. Avec l'utilisation du chant comme ajout à la médiation principale, nous avons observé que O développait ses capacités attentionnelles et de mémorisation, l'esprit de concentration et d'observation attentive. Le chant d'expression corporelle nous permettait de mettre tout le corps de l'enfant en mouvement, en touchant et en manipulant toutes les parties de son corps. Pendant l'exécution du chant, l'enfant imite les mêmes gestes que nous faisons, il touche les parties du corps en nous observant. Pendant le chant, il fallait une grande concentration de l'enfant sur lui et sur nous, pour réussir à identifier ses parties du corps. Ce chant « à la houlette » consistait à manipuler un bonhomme à enlever chaque partie du corps de la poupée qu'il détenait, au rythme du chant. Ceci permettait à l'enfant de construire son image de soi, et de reconnaître les parties de son corps sur l'autre afin de favoriser une unification spatio-temporelle de l'enfant, favorisant ainsi son autonomie, par exemple : aller aux toilettes, aller à la poubelle, débarrasser la table, aller prendre les goûters, etc.

Compte tenu de l'âge de Z, il était impératif d'entrer en relation avec lui par le jeu, le jeu de balle a favorisé la prise de contact et la bonne relation vu qu'il s'opposait à tout contact au départ. Entre autres, nous avons aussi eu recours à la relation de toucher par le câlin car à la première séance, il pleurait et réclamait sa mère. Après toutes ces démarches, ses caprices et ses angoisses disparaîssaient progressivement.

Nous avons donc compris que le jeu participe à la construction psychique et physique de l'enfant, il lui permet de se découvrir et de découvrir le monde en explorant son espace, en manipulant les objets, en interagissant avec ses pairs. En outre, le jeu est essentiel dans l'établissement de la relation objectale, et dans la maturation de l'enfant. Il établit ainsi un continuum allant des phénomènes transitionnels, ouvrant une aire privilégiée de la connaissance de soi et aussi d'autrui, pour aboutir, enfin, aux expériences culturelles et à l'activité créatrice. Ainsi, le jeu a permis d'être en contact avec l'environnement et le monde. En outre, le jeu de souffle nous a permis de toucher plusieurs problématiques de l'hyperactivité. Car il a permis aux enfants de focaliser toute leur attention sur une tâche pendant laquelle ils avaient besoin d'utiliser et de maîtriser leur corps, à moduler leurs efforts, à prendre le contrôle postural, à apprendre à rester concentré sur l'accomplissement d'une tâche, à travailler l'attention, le rythme.

Nous pouvons aussi noter qu'en ce qui concerne la fonction de contenance, le clinicien doit être pour le patient ce qu'une mère suffisamment bonne est pour son bébé. Cette fonction de contenance est mise en exergue pendant la prise en charge, dans le cadre physique et le cadre psychique. Le cadre physique :

c'est le lieu où s'effectue la prise en charge, permettant aux sujets de s'épanouir, de s'exprimer corporellement, de se découvrir, d'interagir avec les pairs, afin de relier le psychisme au physique. Le cadre psychique est la capacité contenante du clinicien envers son patient. Ce dernier est un soutien pour son patient, à travers la fonction contenante. Il joue le rôle de la mère pour l'enfant et permet à son patient de construire son moi, à travers la relation corps à corps qu'il exerce sur/avec lui, l'enveloppement, la relaxation. À travers les jeux corporels, de manipulation, sensoriels, moteurs, le toucher thérapeutique et la verbalisation, il pourra participer à la construction de sa peau physique et psychique.

Dans l'accompagnement clinique, le langage et le corps sont au premier plan des termes d'impression et d'expression d'une part parce qu'on peut montrer, exprimer à l'extérieur son état interne et d'impression ; d'autre part, parce qu'on peut recevoir, intégrer et assimiler. Ainsi notre faculté d'impression et d'expression sera fonction de notre disponibilité psychique. Le patient verbalise sa souffrance à travers son comportement moteur. Le corps peut mettre en place un message tonico-émotionnel et dont le clinicien cherchera à interpréter.

Au regard de ce qui précède, nous pouvons dire que la notion d'éducation peut se superposer à la notion d'imitation. Car il y a des enfants en particulier qui ont des facultés très grandes d'imitation, d'autres de très faibles, mais tous passent par la même éducation, de sorte que nous pouvons comprendre la suite des enchaînements à travers les comportements de chacun. Ce qui se passe, c'est une imitation prestigieuse. L'enfant imite des actes qui ont réussi et qu'il a vu réussir par des personnes en qui il a confiance et qui ont autorité sur lui. L'acte s'impose de dehors, d'en haut, fut-il un acte exclusivement biologique, concernant son corps.

CHAPITRE 6 : PRISE EN CHARGE DE L'ALTÉRATION DE L'IMAGE DU CORPS ET DE L'ATTEINTE CORPORELLE CHEZ UNE PERSONNE ÂGÉE AMPUTÉE.

Il sera question dans ce chapitre d'étudier, à travers un cas clinique, l'image du corps chez une personne âgée ayant subi une amputation. L'intérêt est centré sur l'évaluation psychologique avec un accent particulier sur les conséquences psychopathologiques de l'acte d'amputation dans le contexte psychologique du vieillissement. Ce qui permettra aussi de donner quelques pistes de prise en charge.

6.1. Présentation de la problématique psychopathologique

Le handicap, selon la manière qu'il est vécu, représente une atteinte du corps et du psychisme du sujet. Il remet en question l'idéal du corps que le sujet aimerait avoir. Le handicap en général, qu'il soit physique, psychique, mental, sensoriel, social, cognitif, etc. affecte l'image que le sujet a de lui-même et résonne en échos dans la dynamique psychique de l'individu. À ce sujet, les altérations du corps biologique peuvent avoir des répercussions dans la vie psychique.

L'amputation est un acte chirurgical traumatique qui altère non seulement le schéma corporel, mais aussi l'image du corps de la victime ; en grande partie les personnes âgées. À ce sujet, le spécialiste de la psychopathologie clinique peut intervenir pour bien comprendre et étudier le vécu du sujet dans cette période de la vie. En effet, le vieillissement est un phénomène corporel voire biologique dont les manifestations sont particulières. L'amputation intervient à un moment où le sujet s'attend le moins et ce dernier est confronté à une logique de l'évènement qui fait trauma. La partie du corps traumatisée est ainsi mise au premier plan et l'image du corps altéré présentifie des problématiques à prendre en compte. En plus du fait qu'on est un sujet âgé, la détresse psychique consécutive à l'amputation montre bien l'importance à considérer l'impact psychologique de l'amputation ainsi que les conséquences psychopathologiques handicapantes.

6.1.1. Retour sur le schéma corporel et l'image du corps

Comme nous l'avons précisé dans les chapitres précédents, le corps est une infrastructure biologique, un objet de représentations personnelles et sociales. C'est dans le corps qu'on trouve tous les organes du vivant. Le corps dans sa dimension psycho pulsionnelle représente le lieu d'investissements libidinaux à travers les zones érogènes. Le corps est donc le support de la libido, le support de projection libidinale et objet de représentation individuelle et subjective. Le corps est aussi une image qui s'actualise le plus souvent dans l'activité fantasmatique du sujet. Sur le plan social, le corps renvoie à une construction sociale, objet de représentation liée au contexte social et culturel, un véritable vecteur sémantique permettant une relation au monde à travers les gestes, les postures et les expressions.

Le schéma corporel renvoie à une représentation permanente du sujet, relative à la position spatiale du corps et de ses objets. C'est le modèle psychique interne qui repose sur la neurologie qui permet de situer le corps dans l'espace en trois dimensions. Le schéma corporel n'admet pas les aspects qui relèvent de l'affectif et du relationnel, il est plutôt constitué des éléments issus de la proprioception (musculaire, articulaire), des éléments extéroceptifs (olfactif, gustatif, auditif, cutanés, visuels).

Le corps se présente aussi comme une image et en tant que tel, il démontre la structuration du sujet. Dans la conception de l'image du corps, l'accent est mis sur différentes composantes : biologique, libidinale et sociale. Pour Schilder (1968) c'est une configuration globale. Contrairement aux autres spécialistes, Schilder ne distingue pas le schéma corporel de l'image du corps. Pour d'autres, donc, le corps vécu (dans le sens des sensations corporelles) relève du schéma corporel et rend compte d'une dimension innée ; par contre, l'image du corps renvoie à une représentation du corps vécu et correspond à une appréhension secondaire de celui-ci. Dans l'optique d'établir un lien entre image du corps et investissement libidinal, Freud (1923) a montré que le narcissisme repose sur l'étayage libidinal sur le corps lui-même pour constituer l'image du corps.

En réalité, c'est grâce aux expériences, aux développements et au vécu que se constitue et se reconstruit l'image. C'est à partir des fantasmes infantiles et des expériences de notre vie que nous construisons l'image que nous avons de notre corps. Le stade de miroir développé par Lacan (1946, 1949) est un élément constitutif de l'image du corps. Au cours de cette période, l'enfant s'éprouve dans l'image de lui-même que lui renvoie le miroir à travers le regard de l'autre qui le porte. Le sujet parvient ainsi à se représenter dans sa globalité et son unité. Pour Dolto (1984), l'image inconsciente du corps est singulière et personnelle idéalisée. Elle se distingue de l'image de soi qui renvoie à la représentation consciente que le sujet se fait de lui-même. C'est le produit d'une construction personnelle étayée sur le rôle social de l'individu.

6.1.2. Vieillissement et altération de l'image du corps

Le fantasme d'éternité entretenu dans la société n'arrête pas le processus du vieillissement qui confronte le sujet à une réalité organismique. En dépit des progrès techniques et technologiques sur les prises en charge médicales et dont le rôle est de maintenir un sentiment de réassurance quant au fonctionnement du corps, ce dernier est obligé de subir des changements dans le sens de l'involution des cellules. Les aspects liés à la pulsion de vie et le désir profond de rester vivant sont couplés au désir de contrôler son corps, son aspect physique et le fait de rester en bonne santé. Mais ce qu'il y a lieu de savoir ici est que toutes ces réalités relèvent de la sphère psychique. Dans ce sens, l'altération du corps conduit inéluctablement à la modification de l'image du corps dont les aléas constituent la psychopathologie du vieillissement.

Le sentiment de dévalorisation et la baisse de l'estime de soi consécutive à la confrontation du sujet au miroir (rides sur la peau) conduisent le sujet à éprouver une vulnérabilité sur les plans physique et psychique. Les forclusions des signifiants ainsi que les pertes successives liées au vieillissement réactivent l'angoisse de castration et introduisent l'angoisse de mort. Comme nous pouvons le constater, le corps de la personne âgée est un obstacle à la réalisation de ses désirs. Toutefois, du fait de l'intemporalité de l'inconscient, le corps sera toujours désirant. Les bouleversements sur le corps ont une influence sur les investissements objectaux de la personne âgée. Cette dernière retire sa libido des objets extérieurs et « la retourne sur le moi ». C'est ce qui nous amène à dire que le vieillissement commence avec la mort du fantasme d'éternité, au moment où le sujet est confronté à un certain nombre d'obstacles ou limites surtout sur le versant libidinal (Le Goues, 2000). C'est à ce niveau que le sujet entre dans le processus qui l'amène à évoluer par différentes crises successives pouvant être internes (pertes de soi, de ses capacités, de ses aptitudes, etc.) ou externes.

Ces crises nécessitent la réorganisation du moi et impliquent des réinvestissements là où on se rend compte que quelque chose est perdu. À cette difficulté majeure est liée l'investissement de la qualité et de la quantité d'énergie sexuelle ou de la libido sur de nouveaux objets. Ainsi apparaît l'appauvrissement du désir dans la mesure où il lui manque assez de forces et de possibilités de réalisation. Dans un contexte métapsychologique et ce, sur le plan topique, on dirait que le vieillissement correspondrait à une situation de mise en tension du moi avec le ça : l'appareil psychique entre en conflit topique. Il s'agit d'un conflit de finitude entre le moi qui sait qu'il va mourir et qui l'ignore, par la confrontation avec l'épreuve de la réalité qui rappelle au sujet vieillissant qu'il perd à la fois du côté de ses performances et capacités, et le plaisir qu'il prend à vivre. Le complexe de castration qui va se réélaborer tardivement permettra au sujet vieillissant de négocier son processus de vieillissement psychique.

6.1.3. Amputation et image du corps

On parle d'amputation lorsqu'il y a ablation d'un segment de membre ou d'un membre entier lors d'une intervention chirurgicale ou d'un traumatisme (Banindjel, 2020). Les causes liées à l'amputation peuvent être médicales ou accidentelles. Les conséquences sont observables sur le pan fonctionnel, sur l'image du corps et le schéma corporel. Car les modifications sur le corps entraînent immédiatement une perturbation du schéma corporel, de l'image du corps et de l'image de soi, surtout du fait des sensations nouvelles et des modifications libidinales du corps et de ses représentations.

Lorsque le corps réel est modifié alors qu'il était objet d'investissement libidinal, il faudra désormais chercher à le réaménager libidinalement parce que les modifications de la perception de soi consécutive à la modification corporelle ne permettent pas au sujet d'asseoir son intégrité psychosomatique. C'est la raison pour laquelle nous pouvons dire que l'atteinte de l'intégrité corporelle va de pair avec l'atteinte de l'intégrité psychique. D'où la nécessité pour le sujet de réaménager ses relations affectives vis-à-vis de son corps amputé ou mutilé. Ces changements subis par le corps peuvent le conduire à une « crise d'identité », du fait de l'étrangeté de ce corps modifié. Le sujet éprouve un sentiment de vulnérabilité et une angoisse face à ce corps qui vient, à travers l'amputation, réactualiser les angoisses de castration du sujet. Le travail psychique pourrait permettre l'élaboration de ces changements à la manière d'un travail de deuil, de restauration narcissique voire de réaménagement identitaire.

6.1.4. Les conséquences psychologiques de l'amputation

Lorsqu'il y a amputation, il y a atteinte corporelle ; cela fait trauma pour le sujet ; menaçant son intégrité physique et psychique. En fait, l'amputation provoque une rupture dans l'équilibre somatopsychique, provoquant une crise ou un bouleversement que nous pouvons résumer en trois phases :

- ✓ Une perturbation de l'équilibre social, affectif et relationnel du sujet avec son environnement ; l'amputation induit donc un changement corporel et affecte l'image du corps ;
- ✓ Le sujet est confronté à des questions existentielles, à des remises en questions associées à l'angoisse liée au handicap, au corps amoindri ;
- ✓ La crise ouvre sur un travail de deuil ; le sujet cherchera à exprimer sa douleur par des moyens appropriés.

L'expérience de l'amputation mobilise un travail psychique. Cette réalité rappelle que la psyché garde une trace des évènements vécus. L'expérience du membre fantôme apparaît ici comme la solution pour combler l'expérience du vide laissé par le membre amputé. Les dysfonctionnements à relever au niveau du corps et du psychisme peuvent être compris comme un message qu'une dimension envoie vers l'autre (corps psyché) et qui seront interprétés au niveau du corps par des moyens primitifs ou non verbaux.

6.1.5. Vieillissement, amputation et rupture de soi

L'amputation provoque une altération du corps. Du coup, on note un décalage, voire un changement du schéma corporel et de l'image du corps : le vide qui se crée à travers l'amputation donne une nouvelle façon de voir le corps ; la perte modifie la représentation personnelle du corps. Pour De Fonchare (2010), c'est l'image du corps qui se modifie précocement. Le sujet peut donc en ce moment avoir des réactions diverses, en fonction de sa personnalité. Mais l'enjeu réside dans le statut et le rôle par rapport à sa vie sociale et à la manière même de se percevoir, puisque le sujet aura une nostalgie, voire des souvenirs par rapport à l'ancienne image du corps. Cette affection narcissique supposera un réaménagement libidinal dépendant des ressources psychiques étayées du sujet sur le vécu quotidien et sur la réalité. C'est à ce niveau qu'on note l'importance de la prothèse ou de la bionique dans la reconstruction physique externe et la reconstruction de l'image. Malgré cette situation, la rupture de soi consécutive à l'amputation aura un double impact du fait du vieillissement et de la manière dont le sujet y fait face. Avec un corps bionique, on peut avoir la possibilité de se mouvoir, afin de résoudre les difficultés liées au traumatisme subi et à l'état dans lequel le sujet se trouve. Il faut donc des ressources subjectives assez fortes pour actualiser la problématique des mobilités physiques et psychiques.

6.2. Présentation de la vignette clinique

6.2.1. Le patient

Nous avons choisi de nommer notre patient Toma. Il s'agit d'un monsieur de 84 ans hospitalisé depuis près de huit mois suite à une amputation pour des raisons médicales. Suite à une luxation post-traumatique du pied droit, il a été admis dans la formation hospitalière de Mbingo dans le Nord-Ouest Cameroun, pour une durée indéterminée. Ne pouvant pas trouver de solutions à son cas, une infection a nécessité l'amputation de sa jambe droite. Le corps médical n'a pas eu le temps d'annoncer l'amputation. C'est un membre de la famille qui lui a fait comprendre qu'un membre de son corps n'était plus en place. Mais jusque-là Toma ne s'en est pas rendu compte.

6.2.2. Justification du cas Toma

L'histoire de Toma nous a marqué. Nous nous sommes rendu compte que son évolution psychologique et sa prise en charge pourront nous permettre de mettre en exergue la problématique de la souffrance d'une personne âgée amputée ainsi que les conséquences psychologiques de son amputation. Dans ce cas précis, la problématique du corps est centrale et permet de déboucher sur la question du handicap dans l'élaboration de la situation de Toma. D'où la nécessité de bien considérer le rôle que peut jouer le psychopathologue clinicien dans les questions qui concernent les approches handicapologiques.

6.2.3. Description du cas

Toma est un monsieur qui a vécu avec une famille qui a comblé toutes ses attentes. Il a fondé une famille très vaste (des enfants et arrière-petits-enfants). Avant son hospitalisation, il vivait à son domicile et bénéficiait d'une assistance comme toute personne de son âge. Mais depuis son hospitalisation, la même attention n'est plus observée par Toma qui estime être aujourd'hui à l'abandon. Il peut recevoir néanmoins la visite de quelques membres de la famille, mais trouve cela insuffisant.

6.2.4. Les entretiens

Plusieurs rencontres ont eu lieu avec Toma dans sa chambre d'hospitalisation. Au cours de celles-ci, des entretiens ont permis de parcourir la problématique de sa situation. D'abord concernant les circonstances de son amputation, Toma affirme : « à cause de mes problèmes de rhumatisme, je n'arrivais pas à bien marcher. J'ai alors chuté au point d'étouffer à nouveau ma jambe dans laquelle j'avais d'abord eu un accident ». Nous lui demandons si la chute qu'il évoque a un rapport avec l'amputation : « c'était une évidence parce qu'il n'y avait plus moyen de faire autrement ; mes os à ce niveau ne pouvaient plus tenir en place ». Toma a su évoquer les circonstances qui ont précédé son hospitalisation. Il évoque la chute et son étouffement ainsi que des raisons qui ont nécessité l'amputation de sa jambe droite. Toma évoque ici le sentiment d'impuissance qui reviendra plusieurs fois dans ses propos. En effet, il se souvient de l'annonce de l'amputation et évoque l'absence de choix dans la décision médicale. Il exprime aussi de la résignation et la prise de conscience dans l'après coup. Son discours laisse entrevoir la présence de fantasmes autour de l'acte d'amputation qui témoigne de la non intégration de celui-ci : « mes os ne pouvaient plus tenir, je suis tout malheureux ».

En réalité, les répercussions de l'amputation sur la vie de Toma constituent une occasion de l'expression d'une plainte autour de ses limitations fonctionnelles, de l'incapacité qui est la sienne désormais : « je suis très malheureux, je ne peux plus marcher, c'est triste à mon âge… ». La tristesse exprimée laisse la place à un sentiment de désespoir. Toma est constamment alité à cause de la vétusté des prothèses. Une situation qui le désespère et suscite un sentiment vif de colère : « ce n'est plus normal de vivre dans cet état ; ça devient encombrant à la limite ».

La colère crée un sentiment d'impatience chez Toma et de la revendication. Nous constatons, malgré de nombreux sentiments exprimés, que Toma veut investir son corps et recréer une dynamique sociale avec sa famille. Il exprime également son ennui et sa solitude liés au manque d'activités du fait de son incapacité à se déplacer. Toma insiste sur le bouleversement qui a entraîné son amputation et son hospitalisation. Des observations faites sur de nombreux agacements témoignent d'une angoisse sous-jacente. De plus Toma éprouve des difficultés à évoquer des répercutions de l'amputation dans sa vie quotidienne et sa situation : « ma vie est complètement bouleversée, c'est dur, je n'y peux rien ».

En fait, il voudrait ici se référer à la logique qui consiste à être chez soi et non à l'hôpital. Lorsqu'on est à la maison, on a la possibilité de voir tout le monde sans s'ennuyer. Le bouleversement physique entraîne chez lui une perturbation dans sa vie quotidienne et une perturbation de la relation de lui-même par rapport à une norme. Son sentiment d'isolement est renforcé par le fait d'être hors de son domicile : « ça va faire bientôt un an que je suis enfermé ici ». Toma se sent donc enfermé dans la case de la perte d'autonomie, il ne peut pas rester à la maison. Son enfermement à l'hôpital explique, en grande partie, son enferment dans sa chambre. Ses relations avec le milieu extérieur et ses relations sociales sont affectées. La seule préoccupation de Toma semble liée à la présence des membres de la famille auprès de lui : « quand mes enfants et petits-enfants sont là je me sens bien car ils me font oublier beaucoup de choses lorsqu'on parle ». Malgré cette manière de se détendre, il aborde son sentiment de culpabilité de n'avoir pas pris soin de son corps : « on m'a sûrement amputé la jambe parce que je n'ai pas fait attention ; je n'ai pas pris soins de…faire attention quand je marchais, je n'aurais pas dû faire un accident. Or, regarde comment je suis devenu aujourd'hui *?* ». En fait, Toma cherche par tous les moyens à mettre du sens à ce qui a conduit à la situation qu'il vit actuellement.

Cette manière d'évoquer l'évènement nous conduit à comprendre les répercussions de l'amputation. Celle-ci a bouleversé non seulement sa manière de concevoir son corps, mais aussi la vie en général. Cependant, la guérison et la reprise des nouvelles activités dans la vie sociale sont certainement les éléments centraux auxquels Toma cherche à se rattacher concernant la réussite de l'amputation. Toutefois, il se sent diminué dans son corps avec le vieillissement éprouvé. Cet aspect est évoqué en lien avec la problématique de la mobilité : « je suis vraiment diminué, je ne peux plus marcher comme avant…je vois que j'ai alors vieilli… ». Le vieillissement semble être lié à la mobilité et au rétablissement difficile.

Lorsque nous notons dans les propos de Toma le fait qu'il a « vieilli » en rapport avec ce qu'il faisait avant, cela évoque la fatigue psychique, une dimension psychique du vieillissement qui du fait de l'amputation implique et conditionne des limitations fonctionnelles et narcissiques. Le sentiment d'être diminué témoigne d'une image du corps et d'un narcissisme altéré. Cela montre aussi au sujet les limitations et impossibilités du fait de l'avancée en âge. La résolution du problème du sujet passe par la mobilisation des ressources psychiques. C'est ce qui pourrait structurer l'accompagnement dans le cadre thérapeutique.

6.2.5. La rencontre avec Toma et la structuration du cadre thérapeutique

Toma a été rencontré à la suite d'une demande formulée par un membre de la famille et avec l'accord des autres membres du corps médical. Il a témoigné d'une plainte portant sur ses ennuis et ses représentations de l'amputation ; il évoque aussi une demande d'étayage dans l'élaboration psychique de l'amputation vécue comme traumatique, à partir du moment où son entourage ne semble pas l'aider à soulager le poids de la fatalité qui s'ajoute au contexte du processus de vieillissement dans lequel il s'inscrit.

Ayant constaté que l'élaboration fonctionnelle a provoqué une perturbation dans la vie de Toma et, le processus de vieillissement ayant affecté ses ressources psychiques ne lui permettant plus de l'élaborer, nous avons proposé de faire un bilan psychologique articulé à sa problématique, afin d'envisager un meilleur accompagnement clinique.

Nous avons fait passer trois tests destinés à évaluer l'image du corps, ses différentes altérations et les éléments de la dynamique psychique : il s'agit du test de l'arbre (Koch, 1978), le dessin du bonhomme (Oster et Gould, 1987) et le Questionnaire d'Image du Corps (Bruchon Schwzeiter, 1987).

Le Questionnaire d'Image du Corps mesure la satisfaction liée à son propre corps en dix-neuf items. L'étude des scores varie entre 19 et 95 et comprend quatre facteurs bipolaires : l'accessibilité/fermeture du corps (sphère sensorielle, sensuelle, esthétique, toucher, réceptivité aux expériences corporelles) ; la satisfaction/insatisfaction (perception des aspects agréables liés au corps ou désagréables renvoyant au corps sans vie, non investi) ; l'activité/passivité (dimension énergétique du corps comme bonne santé, force, audace en opposition à la mauvaise santé, faiblesse, crainte); la sérénité/tension (apaisement, calme en opposition à la colère, nervosité, vide).

Le test du bonhomme est un test projectif qui donne des informations qualitatives sur l'image du corps du sujet qui le dessine. Utilisé beaucoup plus chez les enfants que chez les adultes, il aide à l'expression des besoins et conflits corporels du sujet. Les études ont montré que chez la personne âgée, les dessins sont plus petits, courts et mal contrés que ceux réalisés par les enfants. L'analyse est formelle et interprétative et porte sur le contenu manifeste du dessin : la position du bonhomme dans l'espace, son aspect global, sa forme, l'expression de son visage, son sexe, les détails du corps, la présence/absence de vêtements, la taille, les postures, les mouvements, le décor… Le dessin du bonhomme peut être un indicateur de l'image du corps, l'identité sexuelle du sujet, de l'estime de soi, des affects…, il est généralement utilisé comme support d'étude de l'image du corps chez les personnes amputées.

Le test de l'arbre est un test projectif qui permet d'évaluer certains traits de personnalité lorsque le sujet se projette dans l'arbre qu'il dessine. La forme de l'arbre dessiné révèle le vécu interne du sujet. C'est un outil qui crée le lien entre le sujet et l'examinateur. L'analyse peut être faite sur la sphère affective, intellectuelle et sociale sans oublier le temps de passation, les commentaires et tous les détails sur et autour du dessin. Ce test peut être complété par un questionnaire du dessin de l'arbre achevé (Fernandez, 2014).

6.2.6. L'accompagnement clinique

Le bilan de l'évaluation de l'image du corps de Toma nous a donné des informations importantes sur sa problématique, afin d'envisager l'accompagnement clinique.

Le score total au QIC est de 50 (/95) et se répartit de la manière suivante : Facteur accessibilité/fermeture (20) ; satisfaction/insatisfaction (15) ; activité/passivité (12) et sérénité/tension (3). Le score total permet de constater que Toma a une faible satisfaction corporelle ; il donne des réponses ambivalentes concernant les facteurs accessibilité, satisfaction et activité qui pourraient être en relation avec son humeur. L'analyse qualitative des réponses au questionnaire montre que Toma éprouve un corps vieux non attirant et avec des rides, vidé de son énergie, fragile et faible, ayant perdu son expressivité. En outre, même s'il sent son corps revenir petit à petit en santé, on note l'expression d'une colère qui est liée à la frustration d'être abandonné. Son corps n'est pas fermé aux relations, car il ne le cache pas, il est donc possible d'être vu, regardé et touché.

En ce qui concerne l'analyse du dessin du bonhomme sur le plan formel, nous pouvons observer un graphisme simple ; l'aspect global montre qu'il s'agit d'un adulte de sexe masculin. Parmi les éléments de valorisation corporelle on peut citer : le tronc, la tête, les bras et les jambes. Lorsqu'ils sont bien dessinés et identifiables, ils servent de rapport d'identification humaine. L'analyse de la composition du dessin retient la mixité : des éléments géométriques (tête, tronc, cheveux) ; des éléments figuratifs (l'oreille, le nez) ; des éléments synthétiques (l'œil, le bras).

Figure 1 : le dessin du bonhomme de Toma :

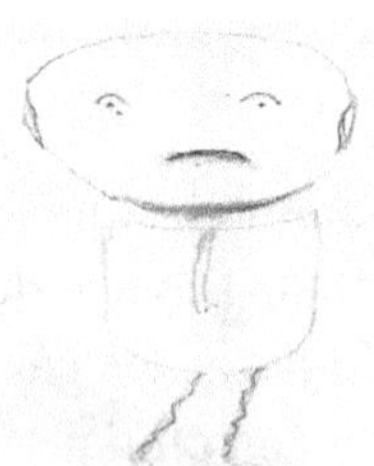

La façon de représenter le bonhomme montre que Toma conserve le schéma corporel dans le sens d'un maintien de la représentation du corps avec les éléments constitutifs du corps humain. Les deux yeux représentés sont un signe de vie. Le discours de l'histoire du bonhomme confirme la dimension nostalgique du dessin. Le visage dans son ensemble est fermé, on note une absence de bouche. Étant donné qu'il s'agit d'un organe de parole, cela témoigne des difficultés de communication de Toma, voire son enfermement ou ses difficultés à mettre des mots dans son expérience. Il peut bien observer, écouter mais il a des difficultés à s'exprimer. Par contre, la barbe sur le menton et les moustaches renvoient à l'autorité et à l'affirmation de soi. Le dessin de face témoignerait du dynamisme de Toma. Le personnage présente quelques articulations et on peut observer une volonté de mobilité du bonhomme par sa position, mais ne sachant où il va, cela traduit le caractère frustrant et traumatisant de l'amputation. La représentation peu assurée des jambes et l'absence des mains renverraient à un sentiment d'insécurité, d'un manque de stabilité. On peut dire qu'il y a une certaine dévalorisation de l'image du corps par des traits discontinus. L'histoire du bonhomme nous apprend que le personnage est « triste… ». Le tracé imparfait renvoie à un manque de confiance en lui. Enfin, l'absence du cou pose un petit souci ; Toma nous dit qu'il est dissimulé dans le vêtement. En effet, le lien entre la tête et le tronc est d'une grande importance dans la dynamique corporelle. C'est le lieu de projection entre les pulsions internes du corps et le contrôle de son souffle de vie. À ce niveau, son absence évoque une rupture dans la continuité corps/psychisme.

L'analyse du test de l'arbre permet de préciser le fonctionnement du sujet et cela nous précise sa problématique actuelle. Le tableau de synthèse donne des informations concernant les différentes sphères.

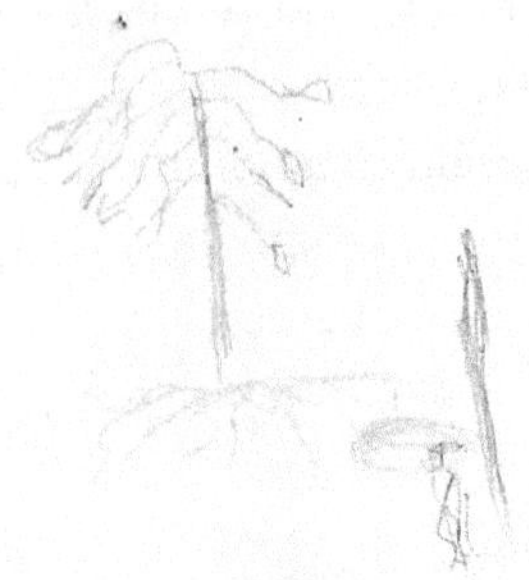

En ce qui concerne la sphère affective, Toma semble peu sûr de lui, il est renfermé et introverti. Cela témoigne d'un sentiment d'infériorité et d'impuissance (peut être en rapport avec son amputation). Le repli sur soi, l'inhibition ainsi que le sentiment d'insuffisance et d'insécurité traduirait un moi faible et une tendance aux troubles dépressifs. Le sentiment dépressif peut s'expliquer ici par l'immobilisme et la sédentarité qui caractérisent la vie de Toma. Il est découragé, déçu et n'arrive plus à faire face aux exigences de l'environnement. L'avenir de ce patient est envisagé avec le rétablissement de sa situation qui semble actuellement problématique.

Un autre aspect constaté chez Toma est sa volonté de retrouver son domicile et participer à son aménagement. Cependant, l'auto-reproche et l'agressivité dirigée contre soi peut être mis en lien avec sa culpabilité d'avoir pris une décision de se faire amputer. Nous constatons que Toma a eu un développement intellectuel normal avec sa capacité d'adaptation, de concentration, des idées claires, imaginatives et une réceptivité aux impressions, mais ses principales préoccupations traduisent un manque de confiance en ses capacités et des doutes concernant ses aptitudes à récupérer.

Sur le plan social, le tracé de l'arbre témoigne d'une recherche d'appui, car on voit que Toma en manque énormément. Ce désir de recherche de l'autre s'explique par la sociabilité du sujet et son optimisme pour le futur. La difficulté de communiquer ici peut résulter de son introversion et le manque de contact avec l'extérieur ; c'est donc le sentiment d'insécurité qui l'amène à dépendre du milieu et à rechercher l'étayage groupal.

6.3. Le diagnostic

Les éléments observés chez Toma, confirmés lors des entretiens et du bilan psychologique montrent que l'image du corps est faible et apparaît très altérée. Avec l'amputation, on a pu constater des bouleversements voire des perturbations physiques et psychiques, conduisant le sujet à percevoir l'altération fonctionnelle et ses limitations ; le vieillissement constitue aussi un aspect limitant dans cette perspective. En effet, les différents outils utilisés ont permis de retrouver les thèmes suivants : l'incapacité, l'impuissance, le vieillissement et les éléments de dévalorisation de soi. Ces thèmes témoignent d'une image du corps altérée, diminuée, déficitaire. L'altération fonctionnelle est narcissique ; l'amputation vécue comme traumatique a créé des perturbations de l'image du corps, dans une situation de fragilité narcissique et de vieillissement. Cette situation s'explique par une non-adéquation entre les transformations corporelles et l'image psychique que le sujet vieillissant a de son corps modifié ; on note ainsi un décalage entre le moi corporel et le moi psychique, un écart entre le corps réel et le corps désiré. Un déphasage entre l'image et la réalité témoignerait de la difficulté à distinguer le corps vu et le corps senti, la fixation du sujet et l'image antérieure à l'amputation, dans un mouvement de régression psychosomatique conduisant le sujet à ne pas supporter la réalité.

La subjectivité du patient témoigne des aspects profonds de son vécu. Les dessins sont des représentations d'adultes ; les références au vieillissement et les éléments de nostalgie constatés dans le discours témoignent d'un processus d'élaboration difficile chez Toma et dont les pertes et les limitations inévitables sont réactualisés et doublés par le vécu de la perte liée à l'amputation et ses conséquences sur le schéma corporel. L'estime de soi faible, altérée et diminuée entraîne à son tour une image du corps dévalorisée, affaiblie observable au niveau du dessin du bonhomme et des différents tests utilisés. L'amputation a donc été une épreuve traumatique face à laquelle Toma doit faire face (Banindjel, 2020).

Par ailleurs, les dessins de Toma montrent un schéma corporel conservé, signifiant ainsi une unicité corporelle. Ceci indique que ce patient s'inscrit dans un mouvement ambivalent permanent et nécessaire entre la réalité que constituent les aspects liés au schéma corporel et la réalité psychique de l'image du corps pour maintenir cette unicité corporelle. L'amputation entraîne une modification du corps du sujet dont la « trace » est un vide physique, mais aussi un vide psychique que le sujet essaie de combler. Le schéma corporel est défini pour lui en fonction de sa localisation et de ses déplacements dans l'espace. La qualité de l'image corporelle semble être liée à la mobilité physique. Toma exprime le manque de liberté, de mouvement (enfermement à l'hôpital). L'absence d'articulation du dessin du bonhomme témoigne d'une fixité, d'une fragilité, d'un immobilisme et d'une rigidité du corps ; le sentiment d'insécurité et un manque de stabilité peuvent être noté au niveau des terminaisons du dessin. Le sentiment de faiblesse liée au corps est en lien avec l'immobilisme qui le caractérise :

non seulement il est alité, mais il ne peut pas aussi aller où il veut. D'où la dévalorisation de son image du corps. L'absence de mobilité renforce donc la frustration que vit Toma. Ce qui nous conduit à insister sur l'importance de l'accompagnement clinique, car le vécu des patients amputés est toujours influencé par la qualité de vie. C'est cette réalité qui favorise le maintien des relations sociales. C'est la raison pour laquelle une technique psychomotrice d'autonomisation physique et une prise en charge bien articulée peuvent constituer des points de départ non seulement du soulagement chez Toma, mais aussi de sa réhabilitation.

6.4. Accompagnement clinique et perspectives thérapeutiques

La prise en charge s'est organisée autour d'un accompagnement clinique, afin de favoriser l'élaboration d'un vécu traumatique et l'actualisation du processus de vieillissement non pathologique. Les différentes rencontres avec Toma ont permis de soutenir son narcissisme et d'introduire une temporalité propre au temps psychique perturbé par des facteurs physiques et psychiques.

Le travail effectué avec Toma nous interpelle dans la réalité clinique et ce, en rapport avec les études en handicapologie. À cet effet, notre réflexion nous permet de retenir trois faits majeurs :

❖ Tout d'abord, il s'agit d'une altération fonctionnelle de l'image du corps. En fait, nous avons constaté que le vieillissement a entraîné chez ce patient de nombreuses modifications corporelles. Ajouté au fait qu'il a été amputé, il était tenu de faire face à une altération corporelle traumatique. Les réactions face à la perte de son intégrité corporelle après l'amputation ont été influencées par les images du corps et les images de soi que Toma avait avant l'acte chirurgical. Dans cette perspective, ses capacités d'adaptation dépendaient de l'impact psychopathologique de l'amputation et des mécanismes de résilience mobilisés et/ou à mobiliser. Étant donné que la perception de soi est modifiée et l'image de soi altérée, il y a une possibilité pour Toma de construire une représentation de lui-même, afin de préserver son narcissisme. Le travail psychique ici a consisté à rechercher de nouvelles identifications afin d'opérer un certain nombre de changements liés au corps social, au corps biologique et aux différentes pertes qui les accompagnent.

❖ Ensuite, nous pensons à la dimension de la rencontre du corps traumatisé par l'amputation, dans un contexte de vieillissement. Il est important pour le sujet de bien apprivoiser son corps (vieillissant) pour ne pas sombrer dans la douleur narcissique (conséquences des limitations du Moi). Cette réalité permet d'éviter le sentiment d'étrangeté. L'amputation a introduit dans la psyché du sujet une rupture du fait de l'effraction de l'acte chirurgical. Mais comme nous sommes ici dans un contexte de vieillissement, il est question de mettre en place des mécanismes de défense pour permettre d'opérer un dégagement de cet état. La régression généralement mise en place par les personnes âgées en difficultés psychiques peut ici être abandonnée au profit de la sublimation afin que le travail corporel laisse la place à la mentalisation favorisant l'adaptation du sujet.

❖ Enfin, il faut insister sur la temporalité perturbée par l'amputation ; la modification de l'image du corps et l'intégration du corps réel. Le mécanisme de défense observé ici est le déni qui est lié à l'absence du membre amputé. La réalité du membre fantôme est traitée avec un temps de décalage. Avec l'amputation, la clinique témoigne d'un vide physique du membre perdu et d'un psychisme en mal de sensations et qui cherche à reconstituer le schéma corporel modifié. À ce niveau, le corps se présente comme la matérialité physique du rapport conflictuel entre le réel (l'amputation) et le fantasme (avoir les membres). Pour se soulager et résoudre cette problématique (liée à l'atteinte du corps), le psychisme va continuer à ressentir la présence du membre fantôme. Le corps continu d'être perçu dans sa totalité malgré la réalité physique du membre disparu. Le membre fantôme est lié au refus du psychisme d'admettre la réalité ; le sujet continue de ressentir son membre et trouve par ce phénomène une défense contre l'atteinte de son corps. Le travail psychique correspondant au travail de deuil opère dans celui du « vieillir ». L'objectif de l'accompagnement clinique à moyen terme consiste à relancer le travail du « vieillir » interrompu par l'amputation afin de permettre au sujet de s'adapter à sa nouvelle situation.

CONCLUSION

Au regard de ce qui précède et compte tenu des développements qui ont été réalisés dans ce chapitre, nous pouvons dire que l'amputation conduit inéluctablement à la modification et à la perturbation du schéma corporel et de l'image du corps. Ajouté au fait du vieillissement, il est question pour le sujet de faire face à cet acte chirurgical qui fait trauma. Eu égard au travail effectué avec Toma, on retient que ce dernier a une image du corps altérée et déficitaire. L'image du corps altérée est ici en rapport avec l'absence de mobilité et d'indépendance et non aux aspects esthétiques. Cette immobilité a fait ressortir les thèmes de dévalorisation, sentiment d'infériorité et d'impuissance à travers les tests, montrant même le rapport entre image et mobilité. Etant donné que Toma n'a pas la possibilité de se mouvoir en dehors de son lit d'hôpital, son image du corps se présente comme étant déficitaire et exprime une souffrance liée au manque de liberté, montrant ainsi son désir d'autonomie. L'accompagnement clinique consiste ici à soutenir le sujet dans le travail d'élaboration des modifications de l'image du corps et de restauration narcissique afin de permettre au sujet de reconquérir son identité tant au niveau du corps que dans le processus du vieillissement.

ÉLÉMENTS DE BIBLIOGRAPHIE

Abraham, A. (1985). *Le dessin d'une personne. Le test de Machover*. Issy- les- Moulineaux : E. A.P.

Ajuriaguerra, J. de et Bonvalot-Soubiran, G. (2009). Indications et techniques de rééducation psychomotrice en psychiatrie infantile. In Joly, F. (coord.), Labes, G. (coord.). *Julian de Ajuriaguerra et la naissance de la psychomotricité :* Vol. 1, *Corps, tonus et psychomotricité*. Papyrus, p.55-116

Ajuriaguerra, J. de et Cahen, M. (1960). Tonus corporel et relation avec autrui; l'expérience tonique au cours de la relaxation. In : *La Relaxation*, 3e éd. Augmentée, Expansion Scient., Paris (texte extrait de la *Rev. de Méd. Psychosomat*., 1960), 2, p. 89-124.

Albaret, J.-M. (2011). Introduction aux troubles psychomoteurs et à leur mise en évidence. In Scialom P., Giromini, F. et Albaret, J.-M. *Manuel d'enseignement de psychomotricité*. (pp. 253-286). Solal,

Anzieu, D. (1995). *Le Moi-peau.* Dunod.

Aucouturier, B., Darrault, I. et Empinet, J.-L. (1986). *La pratica psicomotoria: Rieducazione e terapia*. Trad. it. Armando, 259 p.

Banindjel, J. (2020, sous presse). Les difficultés d'accès à soi face à la présence de l'Autre : esquisse d'une clinique de l'identité du sujet dans un territoire en crise. *Territoires et identités en Afrique : imaginaires de l'espace et dynamiques de développement ; pluralisme identitaire et vivre ensemble en Afrique.*

Banindjel, J. (2012). *L'imaginaire et le transfert dans la tradithérapie africaine* [Thèse de Doctorat, Université de Douala].

Berges, J. (1996). Troubles psychomoteurs chez l'enfant. In *Evolutions – Instabilité*. Vol. 8, n°31 pp. 8-10.

Berlucchi, G. et Aglioti S.M. (2010). The body in the brain revisited. *Experimental brain research*, vol. 200, n. 1, p. 25-35. Consulté le 20 août 2019 sur www.springerlink.com/index/m1u5q84218547q62.pdf.

Bonnier, P. (1893). *Vertige*. Rueff, 208 p.

Corraze, J. (1973). *Schéma corporel et image du corps*. Privat.

Corraze, J. (2009). Schéma corporel et image du corps : de l'unité à la diversité. In J. Corraze (Ed.), *la psychomotricité : un itinéraire* (pp. 169-182). Solal.

Damasio, A.R. (1995). L'errore di Cartesio: Emozione, ragione e cervello umano. Trad. it. *Milano: Adelphi*, 4ª ed., vol. 22, 404 p.

De Fonclare, G. (2010). *Dans ma peau*. Broché.

Dolto, F. (1984). *L'image inconsciente du corps*. Seuil.

Edelman, G.M. (1999). *Sulla materia della mente*. Trad. it. Milano: Adelphi, 3è ed., vol. 17, 428 p.

Fernandez, L. (2014). *Le test de l'arbre. Un dessin pour comprendre et interpréter*. PUF.

Freud, S. (1923/1991). Le moi et le ça. In *Œuvres complètes*, vol. XVI, pp. 265-301. PUF.

Freud, S. (1914/1997). Pour introduire le narcissisme. In *la vie sexuelle*. Presses Universitaires de France.

Gallagher, S. (2005). *How the body shapes the mind*. Oxford University Press.

Gardner, H. (2004). *Les intelligences multiples*. Editions Retz.

Gibson J., J. (1999). *Un approccio ecologico alla percezione visiva.* Trad. it. Bologna: il Mulino. In GIBSON James Jerome. *Un approccio ecologico alla percezione visiva.* Trad. it. Bologna: il Mulino, 1999, 496 p

Giromini, F. (2003). *Psychomotricité : Les concepts fondamentaux.* chups.jussieu.fr consulté le 21 septembre 2019 sur www.chups.jussieu.fr/polysPSM/psychomot/fondamentaux/PS.

Hebga P.-M. (1968). *Le concept de métamorphose d'homme en animal chez les Duala et Ewondo du sud Cameroun.* Thèse, 3ème cycle, Philosophie, FLSH.

Hebga P.-M. (1973). Confiance et résistance dans le traitement des maladies en psychopathologie africaine. In *Croyance et guérison* (ss. dir. Hebga M.). Clé.

Hebga P.-M. (1982). *Sorcellerie et prière de délivrance. Réflexion sur une expérience.* Présence africaine–Inades Edition.

Hebga P.-M. (1998). *Rationalité d'un discours africain sur les phénomènes paranormaux.* L'Harmattan.

Hebga P.-M. (2002 septembre). La rencontre des rationalités. *Colloque international de Porto- Novo*, 18-21,

Hebga P.-M. (2007). Hebga tel qu'en lui-même. La *dialectique de la foi et de la raison* (ss dir. Fabien Eboussi Boulaga). Editions Terroirs.

Husserl, E. (1986). *Idées directrices pour une phénoménologie et une philosophie phénoménologique pure.* (P. Ricoeur, trad.). Gallimard. (Ouvrage original publié en 1913.)

Kandel, E. (2005). *Psichiatria, psicoanalisi e nuova biologia della mente.* Tr.it. Milano: Cortina, 480 p.

Koch, K. (1978). *Le test de l'arbre. Le diagnostic psychologique par le dessin de l'arbre*. Editest.

Lacan, J. (1949). Le stade du miroir comme formateur de la fonction du Je telle qu'elle nous est révélée dans l'expérience psychanalytique. *Ecrits*. Seuil. Pp. 90-97.

Lacan, J. (1966). *Ecrits 1*. Seuil.

Le Boulch, J. (1984). *Lo sviluppo psicomotorio dalla nascita a 6 anni*. Trad. it. Roma: Armando, 271 p.

Libermann, R. (2003). *Handicap et maladie mentale : rapports dialectiques*. Presses universitaires de France.

Machover, K. (1965). Dessin d'un personnage : Méthode d'investigation de la personnalité. *Manuel des techniques projectives en psychologie clinique*. Editions universitaires. Pp.371-398.

Mauss, M. (1936). Les techniques du corps. *Journal de psychologie*, vol.32, 3-4.

Mayi M.-B. (2007). Les thérapies africaines d'origine précoloniale: origines, spécificités, évolutions, La *dialectique de la foi et de la raison* (ss dir. Fabien Eboussi Boulaga). Editions Terroirs « documents et recherches).

Mayi M.-B. (2009). Hebga ou les rationalités problématiques, *Colloque organisé à l'Université de Yaoundé II en Hommage à Meinrad Hebga*, 9-10 mars.

Mayi M.-B. (2010). *Psychopathologie et tradithérapies africaines*. Dianoïa.

Mayi M.-B. (2016). *Sur Totem et Tabou. Une relecture critique de l'approche freudienne de la vie sociale des primitifs*. Dianoïa.

Mayi M.-B. (2017). *Quatre essais de psychopathologie africaine*. Dianoïa.

Merleau-Ponty, M. (1947). *Phénoménologie de la perception.* Gallimard.

Milner, A. D. & Goodale, M. A. (1995). *The visual brain in action.* Oxford University Press.

Obenga, T. (1990). *La philosophie africaine de la période pharaonique -2780-330 avant notre ère.* L'Harmattan.

Paillard, J. (1999). Body schema and body image. A double dissociation in deafferented patients. In G. N. Gantchev, S. Mori & J. Massion (Eds). *Motor control, today and tomorrow.* Academic Publishing House. Pp.197-214.

Pagès, V. (2017). *Handicaps et psychopathologies.* Dunod.

Pireyre, E.W. (2011). *Clinique de l'image du corps, du vécu au concept.* Dunod.

Reinalter Ponsin, F. (2011). Le corps en Psychomotricité. In Scialom P., Giromini, F. et Albaret, J.M. *Manuel d'enseignement de psychomotricité.* Solal, p. 202-206.

Schilder, P. (1968). *L'image du corps.* Gallimard.

Schwoebel, J. & Coslett, H. B. (2005). Evidence for multiple, distinct representations of the human body. In *Journal of Cognitive Neuroscience.* 17, 543-553.

Sow, I. (1977). *Psychiatrie dynamique africaine.* Payot.

Sow, I. (1978). *Structures anthropologiques de la folie en Afrique Noire.* Payot.

Spinoza, B. (2005). *L'Ethique.* (R. Misrahi, trad.). (Ouvrage original publié en 1677.)

Wallon, H. (1963). *Les origines de la pensée chez l'enfant.* Presses Universitaires de France.

TABLE DES MATIÈRES

Structures éditoriales du groupe L'Harmattan

L'Harmattan Italie
Via degli Artisti, 15
10124 Torino
harmattan.italia@gmail.com

L'Harmattan Hongrie
Kossuth l. u. 14-16.
1053 Budapest
harmattan@harmattan.hu

L'Harmattan Sénégal
10 VDN en face Mermoz
BP 45034 Dakar-Fann
senharmattan@gmail.com

L'Harmattan Cameroun
TSINGA/FECAFOOT
BP 11486 Yaoundé
inkoukam@gmail.com

L'Harmattan Burkina Faso
Achille Somé – tengnule@hotmail.fr

L'Harmattan Guinée
Almamya, rue KA 028 OKB Agency
BP 3470 Conakry
harmattanguinee@yahoo.fr

L'Harmattan RDC
185, avenue Nyangwe
Commune de Lingwala – Kinshasa
matangilamusadila@yahoo.fr

L'Harmattan Congo
67, boulevard Denis-Sassou-N'Guesso
BP 2874 Brazzaville
harmattan.congo@yahoo.fr

L'Harmattan Mali
ACI 2000 - Immeuble Mgr Jean Marie Cisse
Bureau 10
BP 145 Bamako-Mali
mali@harmattan.fr

L'Harmattan Togo
Djidjole – Lomé
Maison Amela
face EPP BATOME
ddamela@aol.com

L'Harmattan Côte d'Ivoire
Résidence Karl – Cité des Arts
Abidjan-Cocody
03 BP 1588 Abidjan
espace_harmattan.ci@hotmail.fr

Nos librairies en France

Librairie internationale
16, rue des Écoles
75005 Paris
librairie.internationale@harmattan.fr
01 40 46 79 11
www.librairieharmattan.com

Librairie des savoirs
21, rue des Écoles
75005 Paris
librairie.sh@harmattan.fr
01 46 34 13 71
www.librairieharmattansh.com

Librairie Le Lucernaire
53, rue Notre-Dame-des-Champs
75006 Paris
librairie@lucernaire.fr
01 42 22 67 13

www.ingramcontent.com/pod-product-compliance
Lightning Source LLC
LaVergne TN
LVHW050641051026
849532LV00002B/478